Cuidados Paliativos em Oncologia

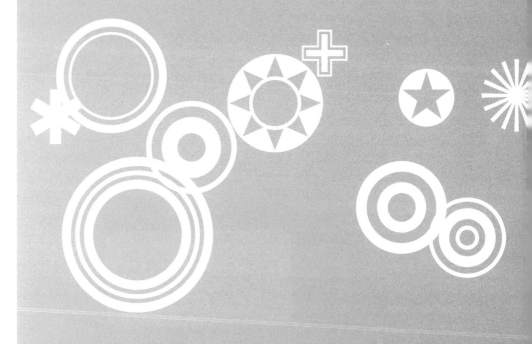

Cuidados Paliativos em Oncologia

Ernani Saltz
e
Jeane Juver

(organizadores)

2ª edição

Editora Senac Rio de Janeiro – Rio de Janeiro – 2014

Cuidados Paliativos em Oncologia © Ernani Saltz e Jeane Juver (organizadores), 2008.

Direitos desta edição reservados ao Serviço Nacional de Aprendizagem Comercial – Administração Regional do Rio de Janeiro e ao Sistema Comércio-RJ.

Vedada, nos termos da lei, a reprodução total ou parcial deste livro.

SISTEMA COMÉRCIO-RJ
SENAC RIO DE JANEIRO
Presidente do Conselho Regional: Orlando Diniz
Diretor do Sistema Comércio: Julio Pedro
Diretor Regional: Eduardo Diniz
Conselho Editorial: Julio Pedro, Eduardo Diniz, Daniele Paraiso, Marcelo Toledo, Ana Paula Alfredo, Wilma Freitas, Manuel Vieira e Karine Fajardo

Editora Senac Rio de Janeiro
Rua Pompeu Loureiro, 45/11º andar
Copacabana – Rio de Janeiro
CEP 22061-000 – RJ
comercial.editora@rj.senac.br
editora@rj.senac.br
www.rj.senac.br/editora

Publisher: Manuel Vieira

Editora: Karine Fajardo

Produção editorial:
Ana Carolina Lins, Camila Simas, Cláudia Amorim e Jacqueline Gutierrez

Capa, projeto gráfico e diagramação: Cacau Mendes | Cereja Atelier Gráfico

Ilustração da página 176: Julio Cesar Carvalho

Revisão: Isabella Leal e Maria da Glória Carvalho

Impressão: Finaliza Editora e Indústria Gráfica Ltda.

4ª reimpressão da 2ª edição: novembro de 2014

CIP-BRASIL. CATALOGAÇÃO-NA-FONTE
SINDICATO NACIONAL DOS EDITORES DE LIVROS, RJ

C973
2.ed.

Cuidados paliativos em oncologia / Ernani Saltz e Jeane Juver (organizadores). – 2.ed. – Rio de Janeiro : Ed. Senac Rio de Janeiro, 2014.
224p. : 16cm x 23cm

Inclui bibliografia
ISBN 978-85-7756-034-9

1. Câncer – Tratamento paliativo. 2. Doentes terminais – Cuidado e tratamento. I. Saltz, Ernani. II. Juver, Jeane.

08-2771

CDD: 616.994
CDU: 616-08

Advertência

INFORMAMOS QUE AS DOSES, as apresentações e as indicações de medicamentos e de produtos que constam do texto desta obra seguem as normas vigentes na literatura científica atual.

Recomendamos que esses itens sejam conferidos e revistos em outras fontes antes de serem adotados de forma definitiva. Mudanças nas indicações terapêuticas e nos efeitos adversos podem ocorrer no decurso do uso de determinado fármaco. Essas alterações devem, portanto, ser conferidas na literatura e nas bulas dos produtos.

Os autores e o editor não são responsáveis por erros, omissões ou por qualquer consequência da aplicação das informações contidas neste livro. A responsabilidade da prescrição e da indicação terapêutica é exclusiva do profissional que atua com o paciente.

Sumário

Introdução 8
ERNANI SALTZ

PARTE 1

Filosofia dos Cuidados Paliativos 13
REGINA MARIA GUIMARÃES

Como Dar as Más Notícias 25
JÉSSICA PAES DA CUNHA DE RIBA E JEANE JUVER

Interdisciplinaridade e Cuidados Paliativos 31
JÉSSICA PAES DA CUNHA DE RIBA E JOANE JARDIM DIAS

Médicos 37
REGINA MARIA GUIMARÃES

Enfermeiros 47
NORMA SUELI FERNANDES,
MARIA DE FÁTIMA LINS REIS E RENATA MARTINS

Psicólogos 53
JÉSSICA PAES DA CUNHA DE RIBA E JOANE JARDIM DIAS

Fisioterapeutas 61
LIA MACHADO PIMENTEL

Nutricionistas 65
IGNEZ MAGALHÃES DE ALENCASTRO

Farmacêuticos 69
MARCO ANTONIO DA ROCHA E
PATRICIA MARQUES S. CARNEIRO

PARTE 2

Sintomas Gastrointestinais 75
JEANE JUVER

Sintomas Urinários 87
JEANE JUVER

Sintomas Dolorosos 91
JEANE JUVER E NÚBIA VERÇOSA

Sintomas Respiratórios 97
JEANE JUVER E FREDERICO MÜLLER DE TOLEDO LIMA

Sintomas Neuropsicológicos 103
JEANE JUVER, JÉSSICA PAES DA CUNHA DE RIBA E
JOANE JARDIM DIAS

Anorexia, Caquexia e Fadiga 111
JEANE JUVER

Complicações Infecciosas
em Pacientes com Câncer 113
FREDERICO MÜLLER DE TOLEDO LIMA, JUNKO SAKAMOTO PAIS,
JOSÉ HENRIQUE DE MATTOS SCHELIGA E RITA ESPARIZ

Sintomas Cutâneos 123
NORMA SUELI FERNANDES,
MARIA DE FÁTIMA LINS REIS E RENATA MARTINS

Sintomas Cutâneos em Radioterapia 133
NORMA SUELI FERNANDES,
MARIA DE FÁTIMA LINS REIS E RENATA MARTINS

PARTE 3

Cirurgia em Cuidados Paliativos 143
ALFREDO GUARISCHI

Radioterapia em Cuidados Paliativos 175
MIGUEL GUIZZARDI

Fisioterapia em Cuidados Paliativos 187
LIA MACHADO PIMENTEL

Nutrição em Cuidados Paliativos 193
IGNEZ MAGALHÃES DE ALENCASTRO

Anexo
LISTA DE MEDICAMENTOS DE SUPORTE PARA
CUIDADOS PALIATIVOS DE PACIENTES ONCOLÓGICOS 217

Os Autores 219

Introdução

ERNANI SALTZ

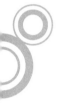

O QUE LEVA UM GRUPO DE profissionais de Saúde dedicados a assistir pacientes com câncer no Hospital Federal de Jacarepaguá, do Ministério da Saúde, no Rio de Janeiro, a escrever um livro sobre cuidados paliativos? Que motivação eles têm? O que querem anunciar?

Bem, a nossa história começa com o autor desta introdução.

Um dia, fiz a proposta de montar um setor de assistência a pacientes oncológicos de forma integral e integrada, isto é, dar-lhes cuidados em todas as fases da doença num mesmo serviço, num mesmo ambiente físico, com uma equipe transprofissional, estendendo essa assistência a familiares e/ou cuidadores.

A ideia foi aceita, e iniciei sua execução. Foram tempos difíceis, pois, mesmo com o grande entusiasmo juvenil para encarar a tarefa, havia a descrença cultural do meio na especialidade de oncologia clínica. Associava-se também o preconceito em manter esses pacientes no hospital geral, já que o "problema câncer" seria "resolvido" ao enviar o paciente a um centro especializado.

Com o passar do tempo, outros profissionais foram chegando ao serviço, alguns desistindo e a maioria permanecendo e somando.

Sempre comemorando e agregando os avanços no diagnóstico e na terapia do câncer, fomos crescendo, e a vivência nos mostrou que, apesar dos gigantescos passos dados no tratamento e na cura dessa condi-

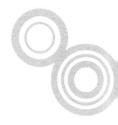

ção, para muitos pacientes chega um momento no qual a doença avança, e é nessa ocasião que os cuidados de uma equipe transdisciplinar tornam-se valiosos.

Assim, assistimos os nossos pacientes com uma mirada no futuro, dando-lhes, desde o começo de nossas intervenções, a possibilidade de suprir suas necessidades dentro do serviço de Oncologia. Da mesma forma, acolhemos as famílias, social e psicologicamente, mesmo após o óbito do paciente.

O tempo do cuidado com o bem-estar físico, psíquico e social é permanente e simultâneo. Num sistema integrado, além do oncologista, oferecemos aos pacientes e a seus acompanhantes acesso a médico paliativista, enfermeiro, psicólogo, fisioterapeuta, nutricionista e assistente social.

O novo nessas ações está no seu desenvolvimento durante a permanência do paciente no ambulatório, promovendo uma completa interação de todos os profissionais e resultando numa tomada de decisão mais racional tanto em relação às medicações como na otimização de tempo e recursos para o assistido.

Desse modo, este livro reflete a nossa visão do cuidado ao paciente com câncer e relata essa vivência, esperando contribuir com nossas ideias para uma assistência mais efetiva àqueles que nos confiam suas vidas e suas esperanças.

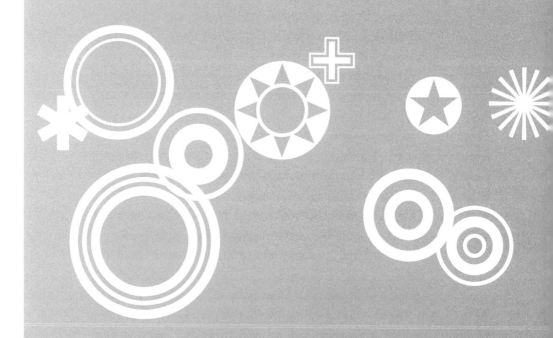

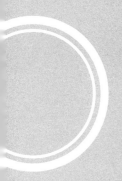

Parte 1

Filosofia dos Cuidados Paliativos

Regina Maria Guimarães

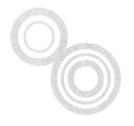

*Curar às vezes,
aliviar muito frequentemente
e confortar sempre.*
Oliver Holme

Até o século XIX, grande parte dos cuidados médicos era dirigida à melhora dos sintomas enquanto a doença seguia seu curso natural, rumo à recuperação ou à morte. No início do século XX, o desejo de cura impulsionou as pesquisas e passou a mover médicos e pacientes. Nesse período, a terapia dos sintomas foi relegada a segundo plano – na busca da cura, tudo era possível.

Na segunda metade do século XX, como reação a essa visão, surgiu o notável movimento hospice. Enquanto prosseguem as pesquisas para a cura em longo prazo, a miséria e o sofrimento precisam de atenção. O velho método de cuidados foi redescoberto, e o melhor da moderna Medicina tem se voltado para novos estudos e terapias específicas contra a dor.

Considerável parcela dessa atitude positiva, com uma nova gama de possibilidades, vem da abordagem e das habilidades do moderno hospice. Essa palavra antiga, embora não originariamente ligada à preocupação com o morrente, tem certa conotação que introduz uma interessante comparação com o objetivo do moderno hospice e da equipe de cuidados paliativos. Em latim, a palavra *hospice* primeiro significava "estranho". Do clássico significado, a palavra modificou-se para denotar "anfitrião", enquanto *hospitalis* se referia a "amigável", ao ato de dar boas-vindas ao estranho. Disso derivou "hospitalidade" e muitas outras palavras, como "hotel", "hostel" e "hospice". O nome *hospitium*, originalmente um sentimento confortante entre o "anfitrião" e o "convidado", mais tarde passou a designar o lugar onde esse sentimento era experimentado.

O hospice medieval não era originalmente destinado a quem estava morrendo, mas abrigava grupos variados de pessoas, como viajantes, peregrinos e órfãos.

A palavra *hospice* como local somente para cuidado dos que estão morrendo foi usada pela primeira vez por Mme. Jeanne Garnier, em Lyon, na França. Em 1842, ela fundou vários hospices em Lyon com a comunidade da qual era a fundadora, As Damas do Calvário.

Em 1879, a palavra e o conceito atravessaram o Canal da Mancha e aportaram em Dublin, na Irlanda, onde a irmã Mary Aikenhead fundou o Our Lady's Hospice. Em 1905, a mesma ordem religiosa exportou a ideia para a Inglaterra e abriu o Saint Joseph Hospice.

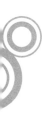

Os hospices se especializariam nos cuidados ministrados aos doentes acometidos de enfermidades severas e evolutivas (principalmente o câncer) e àqueles cujo tratamento curativo não era mais possível. O objetivo das organizações chamadas de Hospice Care é oferecer a mais alta qualidade de cuidados médicos, de enfermagem, de assistência social e espiritual, além de ajudar igualmente a família do enfermo durante a doença e após a morte, no período de luto. Em poucas palavras, trata-se de acompanhar o doente terminal com amor e competência.

Foi no Saint Joseph Hospice, no fim dos anos 1950, que trabalhou como médica uma jovem cujo nome se tornou muito conhecido: Cicely Saunders. Após pesquisar métodos para alívio da dor, ela introduziu a ideia de que se poderia administrar morfina por via oral de forma regular e preventiva, em vez de esperar a dor se instalar para tentar acalmá-la. A mudança na maneira de administrar morfina passou a ser então aceita, constatando-se que os pacientes permaneciam conscientes e sem dor. As pesquisas feitas pela Dra. Saunders ajudaram a compreender um pouco o sofrimento dos doentes, suas angústias físicas, pessoais e espirituais, e os efeitos sobre suas famílias. Insiste-se sobre a importância de escutar, o que transparece claramente nas palavras de um paciente da Dra. Saunders: "Quando eu cheguei aqui, vocês me escutaram, e parece que a dor cessou só de poder falar."

O Saint Joseph Hospice e as pesquisas feitas pela Dra. Saunders serviram de inspiração para a fundação do movimento hospice, que se baseia em valorizar a dor física, emocional, social e espiritual (*whole personal care*, cuidado da pessoa como um todo), com a intenção de reservar para a família do doente um lugar insubstituível ao lado do seu ente querido.

Em 1967, Cicely Saunders inaugurou em Londres o Saint Christopher Hospice, que se tornou modelo de assistência, ensino e pesquisa no cuidado a pacientes fora dos recursos de cura.

Cicely Saunders é muito respeitada no mundo anglo-saxão. Sua vida e obra nos deixam uma tripla significação: um protesto, um atestado e um convite. Um protesto contra o fato de haver tão pouco interesse, por parte de pesquisadores e colaboradores, pelos que vão morrer, notadamente nos cuidados de controle de sintomas e da dor. Um atestado, que segue o modelo por ela empregado, de atenção aos sintomas e à ética da comunicação. Logo que a dor seja aliviada e que os cuidados sejam apropriados, é tempo de cuidar do doente, da família, dos entes próximos, de se enriquecer e de poder se reconciliar. Por fim, o modelo que Cicely criou no Saint Christopher é por si só um convite para expandir esse conceito de cuidado. Ela constatou que a dor física e o sofrimento psicológico interferem nesse caminho.

Para Cicely, todo ser humano é pluridimensional, cada um considerado um ser singular, com corpo, mente e espírito inseparáveis. E com sua própria história, seus desvios, suas descidas e subidas, seus sucessos e insucessos, enfim, membro de uma sociedade, membro de uma relação pessoal, de uma vida. Esses pacientes não são reduzidos, como ocorre muito frequentemente em outros hospitais, a um órgão doente ou a um corpo sofrendo, destituído de sua própria existência, angústia e dor. Aqui também é levada em consideração a existência da família, sem esquecer da história e dos colaboradores que constituem a comunidade na qual o paciente está inserido.

Cicely via cada um como um ser humano autônomo, sujeito a seu próprio destino. Em seu maior estado de dependência, o paciente na fase terminal é exposto, mais do que os outros, e sofre o risco de ser tratado como objeto das técnicas médicas. No Saint Christopher, o paciente é respeitado como ser humano e convidado a ser acompanhado pelo serviço de cuidados paliativos a reencontrar certa autonomia corporal, a se reconciliar consigo mesmo, com suas relações, com seu passado.

Também em 1967, uma psiquiatra de origem suíça começou um trabalho que revolucionou o caminho dos que cuidam daqueles que estão morrendo. Nascida em Zurique, em 1926, Elizabeth Kübler-Ross trabalhou como voluntária num grupo de paz que reconstituía escolas ao final da Segunda Guerra Mundial. Foi dentro de um campo de concentração de Majdanek que ela observou desenhos de crianças que esperavam a morte, suas últimas mensagens. Mudou-se depois para os Estados Unidos, onde iniciou seu caminho e os estudos sobre os que estão morrendo. No livro *On Death and Dying* (1969), publicado em português com o título *Sobre a morte e o morrer*, fruto de suas experiências nesse campo, ela relata diversos momentos de caos de pacientes acometidos por doenças graves, à espera da morte, e descreve como eles se comportam diante disso. Esse livro provocou polêmica por questionar um tabu como a morte. Mas foi com seu outro livro, *The Final Stage of Growth* (1974), publicado em português com o título *Morte: estágio final da evolução*, que Elizabeth se tornou realmente famosa. Sua obra mostra como os pacientes encaram o fim de suas vidas, a reação dos familiares e amigos e como tudo isso pode ser mais bem entendido e aceito com o objetivo de ajudar o doente. Nesse livro, ela descreve as cinco fases que geralmente ocorrem: a negação, a raiva, a barganha, a depressão e a aceitação.

Elizabeth não se prendia, entretanto, às fases por ela descritas e que a tornaram tão reconhecida. Seu interesse era muito mais centrado em escutar e tentar aliviar os doentes (e todos os que estão próximos deles), com os múltiplos sentimentos e as provas inerentes àqueles que sabem estar próximos do fim desta vida.

A mensagem que nos transmite Kübler-Ross vai muito além daquela explicitada em seus relatos. Ela, assim como Saunders, diante de uma sociedade que se recusa a se reconhecer como mortal e que marginaliza aqueles que se aproximam da morte, nos fez ver que o doente que está morrendo não é um ser de outra espécie e que, longe de estar sem esperança, trata-se de um ser vivo, em constante evolução, até o final.

Desta filosofia de conforto, abrigo e assistência integral ao ser humano, surgiu o que hoje chamamos cuidados paliativos. Essa modalidade inovadora de assistência aos pacientes diagnosticados como fora dos recursos de cura surgiu em oposição a uma prática médica tornada eminentemente tecnológica, institucionalizada, racionalizada, na qual o paciente era excluído do processo de tomada de decisões relativas a sua vida, ou sua morte.

Desde a fundação do primeiro hospice, o novo modelo de assistência ao morrer vem crescendo e se difundindo, o que podemos perceber em três planos distintos. O primeiro por intermédio da produção social e da divulgação de um ideal de tratamento pelos meios de comunicação voltados para a população em geral. O segundo pela criação e pelo desenvolvimento dos cuidados paliativos como disciplina científica, por meio da publicação de manuais técnicos, seminários, cursos e congressos, além da fundação de entidades profissionais voltadas à nova especialidade. O terceiro plano refere-se à implementação de serviços paliativos, cuidados domiciliares, encenação hospitalar ou acompanhamento hospitalar.

A Medicina Paliativa é uma especialidade médica que tem como objetivo o efetivo controle dos sintomas angustiantes, surgindo como forma de cuidado total com o paciente cuja doença não responde mais ao tratamento curativo. Com essa abordagem, houve o reconhecimento de que existem outras questões a serem cuidadas.

Para os profissionais da equipe interdisciplinar em cuidados paliativos, essa prática significa que o paciente será acompanhado até os momentos finais da vida, sendo-lhe proporcionada maior sensação de amparo e conforto. Da mesma forma, procura-se manter o paciente sempre seguro com relação ao apoio da equipe interdisciplinar, pois o medo do abandono e a insegurança podem ser maiores que o medo da própria morte.

A mensagem dos cuidados paliativos é: qualquer que seja a doença, não importa quão avançada esteja ou quais tratamentos já tenham sido recebidos, há sempre algo que pode ser feito para melhorar a qualidade de vida que resta para o paciente.

O manejo desses princípios é o mesmo em casa ou dentro da instituição hospitalar. Entretanto, a morte na instituição requer acomodações que assegurem privacidade, observando diferenças culturais e comunicação com a família e o paciente. Em antecipação ao evento, requer ainda a informação para a família e para os outros profissionais envolvidos sobre o que está acontecendo e o que se espera acontecer. O cuidado não acaba até que a família tenha recebido apoio em relação a suas reações e formas de luto e tenha sido ajudada a cuidar disso.

Alguns profissionais, e até mesmo pacientes, consideram a Medicina Paliativa uma opção a ser adotada quando a terapia com objetivo curativo não puder mais ser realizada, ou seja, quando o paciente for considerado fora dos recursos de cura; outros acham que essa prática se trata da assistência ao paciente próximo à morte.

Modificando esse paradigma, definem-se os cuidados paliativos como aqueles que oferecem atenção aos problemas físicos, psicológicos, espirituais e sociais do paciente e de sua família de forma muito ativa. Sua prática deve ser iniciada antes da "fase terminal" da doença, podendo ser oferecida ao mesmo tempo em que o paciente recebe a terapia diretamente direcionada à doença de base. Dessa forma, os cuidados paliativos atuam não só no controle de sintomas, mas também no tratamento de intercorrências com grande potencial de morbimortalidade como hipercalcemia, síndrome de compressão medular, síndrome de veia cava superior e fraturas e obstruções viscerais. Os profissionais que atuam nessa especialidade consideram que muito ainda pode ser feito com o objetivo de promover a qualidade de vida e a dignidade na hora da morte.

A morte é um evento que todos temos de enfrentar, sejam quais forem nossas crenças. As percepções da morte e do processo do morrer e as formas de reação a esse fato variam de acordo com a sociedade em que vivemos e com o período histórico e a cultura em que estamos inseridos. O especialista em Medicina Paliativa, acompanhando os últimos momentos da vida do doente, observa que a morte pode ser conduzida de forma mais ou menos negativa ou, como qualificam alguns especialistas, como "boa" morte ou "má" morte. A primeira é conduzida de forma mais positiva, com mais dignidade, sem sofrimento (ou com o menor sofrimento possível), tranquila, com aceitação e mais pacífica. A essa se opõe a morte associada à impossibilidade de controle dos sintomas mais estressantes e à dificuldade do resgate das situações de sofrimentos psicológico e espiritual.

Por todo o mundo, vários grupos interdisciplinares iniciaram discussões sobre a melhor maneira de cuidar de pessoas com doenças ativas, progressivas, avançadas, e várias questões éticas e morais começaram a serem expostas:

- Até onde se deve tentar?
- Já se tentou tudo?
- O paciente e sua família foram informados dessa mudança de conduta?
- Até que ponto eles realmente entenderam o que foi comunicado pelo médico, ou seja, a interrupção do tratamento que visava à cura da doença?
- Quem encaminha esse paciente aos cuidados paliativos? Quando?
- O que dizer ao seu paciente?

Uma das grandes dificuldades é saber quando encaminhar, quando solicitar a concomitante participação dos cuidados paliativos. Esse período de transição entre o tratamento curativo e o tratamento paliativo pode ser muito difícil, tanto para os pacientes e suas famílias quanto para os profissionais de saúde.

A Organização Mundial de Saúde (OMS) enfatiza que o tratamento ativo e o tratamento paliativo não são mutuamente exclusivos e propõe que os cuidados paliativos sejam introduzidos gradualmente como um dos componentes dos cuidados de cada paciente. Essa forma de abordagem, na qual os cuidados paliativos são contínuos e concomitantes com o diagnóstico e o tratamento até a morte, tem sido reconhecida como extremamente benéfica ao tratamento do paciente com doença evolutiva e grave, especialmente o câncer, o que podemos verificar em pesquisas e trabalhos. Observa-se que o tratamento paliativo praticado no começo da doença e aquele aplicado na fase final têm diferentes impactos sobre o paciente, porém ambos objetivam a melhor qualidade de vida. Desse modo, dividem-se os períodos de cuidados em "tratamento ativo" e "tratamento paliativo", sendo ambos abordados na literatura especializada.

O período de tratamento ativo é aquele no qual, após ter sido feito o diagnóstico, inicia-se a terapia específica para doença, com o objetivo de prolongar a sobrevida. Esse período termina com a cura, ou remissão definitiva, ou com progressão a uma fase final e à morte. Nessa fase, os efeitos colaterais à terapêutica são reais e justificam a participação de uma equipe de cuidados paliativos para alcançar melhor controle dos sintomas e do desempenho físico (*performance status*).

O período de cuidados terminais é aquele em que há evidência de progressão da doença e no qual a terapia não pode aumentar a sobrevida de forma significativa.

A individualidade do paciente deve ser respeitada, cada passo do tratamento deve ser discutido amplamente com paciente e familiares, não apenas garantindo-lhes informações completas, claras e de boa qualidade, mas também embasando-os para decidirem se querem ou não ser submetidos a esse tratamento, informando-os sobre os benefícios e os malefícios que essa escolha possa trazer ao seu estado atual. O paciente pode entrar nesse período ainda na fase de tratamento ativo. De acordo com o National Council for Hospice and Specialist Palliative Care Service (NCHSPCS), o período de cuidados terminais é uma parte importante dos cuidados paliativos e geralmente refere-se ao manejo do paciente nos últimos meses, dias ou horas de vida, tendo início no ponto em que fica claro que a doença é irreversível. Nessa fase, os efeitos colaterais da terapêutica contra a doença não podem piorar a qualidade de vida do paciente, que é o principal foco.

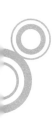

Mais do que cuidar do corpo, devemos ter atenção integral, tratar a pessoa e não a doença. Devemos cuidar para que a identidade e a biografia do paciente sejam preservadas e a abordagem cada vez mais técnica absorvida pela Medicina esteja a serviço dessa dignidade e não tentando anulá-la.

A tradicional visão dos cuidados paliativos significa que o suporte e o tratamento sintomático são retidos até que todos os caminhos de tratamento para a doença de base sejam exauridos. A moderna visão mostra o cuidado paliativo de suporte e o tratamento sintomático como complementar e, muitas vezes, integrados com o tratamento ativo da doença de base.

No ambiente construído com a assistência dos cuidados paliativos, a morte é um acontecimento espiritual de profundo significado, cuja ocorrência não representa o fracasso, mas sim um rito de passagem natural que não deve ser adiado nem adiantado.

Cada vez mais os profissionais dos cuidados paliativos ampliam seus objetivos, suas estratégias e seus campos de ação. A reabilitação tem sido um dos ideais buscados cada vez mais precocemente, com o objetivo de melhorar a qualidade de vida, bem como de trazer o paciente o mais próximo possível daquilo que para ele seria uma vida normal, dentro de suas possibilidades. Por meio de discussões com o paciente e sua família, esses profissionais procuram mostrar que a vida é um eterno readaptar e que, mesmo que não seja possível viver como antes da doença, eles podem encontrar um motivo, ainda que novo, para participar da própria vida.

Todos os dias temos a oportunidade de escolher entre gastar o tempo que ainda possuímos de vida vivendo ou morrendo.

Os princípios dos cuidados paliativos devem simplesmente traduzir aqueles da boa prática médica, que envolvem atitude ao cuidar e boa comunicação.

Atitude ao cuidar engloba:
- Consideração com a individualidade, ou seja, tentar não classificar o paciente de acordo com sua doença de base, falhando em reconhecer os aspectos psicossociais e os problemas que fazem de cada paciente um indivíduo único.
- Consideração com diferenças culturais, pois diferenças religiosas, raciais ou étnicas e outros fatores culturais podem afetar profundamente o sofrimento do paciente.
- A escolha de um lugar adequado para promover cuidados, levando em consideração que o paciente e sua família precisam ser incluídos em qualquer discussão sobre esses cuidados.
- A demonstração do quanto o profissional se importa com o paciente.

Em resumo, implícitas nesse envolvimento encontram-se sensibilidade, simpatia, compaixão e demonstração de que o profissional realmente se preocupa com o indivíduo.

A boa comunicação entre todos aqueles que se envolvem com cuidados com o paciente é essencial para muitos aspectos dos cuidados paliativos. Alguns princípios básicos na promoção da informação ao paciente são: conduzir a uma entrevista pessoal – e nunca pelo telefone –, assegurar privacidade, prevenir interrupções, conversar com tempo suficiente e na presença de um membro da família ou amigo.

Existem algumas barreiras na atuação dos cuidados paliativos, tais como:

- Encaminhamento tardio do paciente com consequentes dificuldades em controlar sintomas.
- Inúmeras tentativas de tratamento com aumento do sofrimento e estresse.
- Relutância em encaminhar por não acreditar ou não entender o papel dos cuidados paliativos.
- Esperança não realista, por parte do paciente e da família, em relação à evolução da doença.
- Não concordância entre a família e o paciente quanto ao tratamento.
- Barreiras de língua (minorias étnicas).
- Comunidades rurais sem acesso aos serviços médicos.
- Pobreza extrema.
- O fato de cuidados paliativos não estarem no escopo do sistema de saúde de alguns países.
- Não reembolso, pelos planos de saúde, dos recursos gastos com cuidados paliativos.
- Leis que restringem ou impedem o uso de opioides etc.

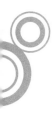

Enfim, existem muitas barreiras, mas também muitas maneiras de ultrapassá-las e de mudar o caminho percorrido pelo doente que precisa desse tipo de cuidado. Se não for possível mudar o caminho, pelo menos vale alterar a maneira pela qual é percorrido. O conhecimento profissional referente a cuidados paliativos pode ser compartilhado não só com médicos e outros profissionais de saúde envolvidos nos cuidados dos pacientes, mas também principalmente com a família e o doente. Explicar o que significa cuidados paliativos, controle de sintomas, reabilitação e tudo mais que pode ser oferecido nessa área. Acabar com estigmas criados pela palavra "paliativo", conferindo-lhe um significado mais amplo: o de controlar sintomas difíceis, o de reabilitar para uma nova forma de atividade, o de oferecer outra opção de tratamento ou o de simplesmente estar ali e escutar.

Os cuidados paliativos querem recuperar a Medicina que vê o ser humano como um todo e o respeita dessa maneira.

Referências Bibliográficas

BRANDÃO, C. "Câncer e cuidados paliativos: definições". Associação Brasileira de Cuidados Paliativos. Artigo publicado no site da Associação Brasileira de Cuidados Paliativos, 11 abr. 2006.

BROWNER, I.; CARDUCCI, M. *Palliative Chemotherapy: Historical Perspective, Applications, and Controversies.* Semin Oncol 2005 Apr; 32(2):145-55.

BRUERA, E.; DE LIMA, L.; WENK, R.; FARR, W. *Palliative Care in the Developing World Principles and Pratice.* International Association for Hospice and Palliative Care. BRUERA, E.; DE LIMA, L.; WENK, R.; FARR, W. 1. ed. IAHPC Press, 2004.

LAMAU, M. *Manuel de soins palliatifs.* Privat: França, 1994.

SAUNDERS, C. M. "Foreword". In: *Oxford Textbook of Palliative Care.* Oxford: Oxford University Press, 3. ed. 2004, pp. xvii-xx.

WOODRUFF, R. Palliative Care: Basic Principles. In: *Palliative Care in Developing World Principles and Practice.* International Association for Hospice and Palliative Care. BRUERA, E.; DE LIMA, L.; WENK, R.; FARR, W. IAHPC Press, 2004, pp. 1-9.

Como Dar as Más Notícias

JÉSSICA PAES DA CUNHA DE RIBA E JEANE JUVER

"Art. 59 — [É vedado ao médico] Deixar de informar ao paciente o diagnóstico, o prognóstico, os riscos e objetivos do tratamento, salvo quando a comunicação direta ao mesmo possa provocar-lhe dano, devendo, nesse caso, a comunicação ser feita ao seu responsável legal."
Legislação – Código de Ética
Resolução CFM nº 1.246/1988, de 08.01.1988
(*DOU* 26.01.1988)

O ACESSO AOS CUIDADOS DE SAÚDE implica aos pacientes e a seus familiares certo número de direitos e expectativas. O direito à proteção da saúde está consagrado na Constituição Brasileira e no Código de Ética Médica, e é assentado num conjunto de valores fundamentais como a dignidade humana, a equidade, a ética e a solidariedade.

Um aspecto fundamental para o estabelecimento de uma boa relação médico-paciente é a troca de informações. Cada vez mais os pacientes querem encarregar-se de decisões sobre o seu tratamento e recorrerem aos médicos conselheiros, demonstrando confiança, a fim de que forneçam as informações necessárias para tomarem suas decisões.

No entanto, o diagnóstico de uma doença grave que envolve risco de vida, incapacidade e outras perdas provoca sentimentos intensos e dolorosos. Apesar de ser uma tarefa praticamente inevitável para o médico, dar más notícias a um paciente ou familiar continua sendo uma parte difícil e especial do trabalho do profissional de saúde. As "más notícias" têm sido definidas como qualquer informação que envolve uma mudança drástica na perspectiva de futuro em um sentido negativo (Buckman, 1994).

A ausência de informação ou a comunicação deficiente conduz o doente a um sentimento de insegurança em relação à doença, ao prognóstico e ao médico. O modo como se comunica ao doente o diagnóstico e a terapêutica influencia de forma muito importante a maneira pela qual o doente vai reagir a ambos.

Tal como em relação a outras áreas clínicas, existe um protocolo (Buckman, 1994) que, quando aplicado, é de grande utilidade na transmissão das notícias ao paciente. Esse protocolo consiste em seis passos, e só a partir do quarto se avança para a partilha de informação, caso o doente assim o deseje. Não se trata de informar a todo o custo, mas também não se deve pressupor que o doente nunca quer saber. O protocolo de Buckman baseia-se nos seguintes princípios para a comunicação de más notícias:

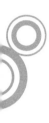

- Preparação e escolha do local adequado: fazer precocemente a preparação para o caso de os exames virem a revelar uma doença grave. As más notícias devem ser dadas pessoalmente e em um local privado, atentando para que não haja interrupções por uma terceira pessoa. Se o doente quiser estar acompanhado, isso poderá ser muito útil. Deve ser disponibilizado tempo não só para uma boa comunicação, mas também para o acolhimento das demandas do indivíduo após receber a notícia.
- Perceber o que o doente já sabe: pedir ao doente que forneça uma explicação para o que lhe está acontecendo (sintomas, exames realizados). Saber se alguma informação já lhe foi dada no contato com outros profissionais.
- Saber o que o doente quer saber: pesquisar até que ponto o doente quer ter conhecimentos sobre sua patologia, perceber se habitualmente gosta de discutir os pormenores sobre sua saúde. Considerar a possibilidade de os resultados serem ou não positivos.
- Dar a notícia: habitualmente se dá o chamado "aviso prévio", tais como, "os resultados não estão como esperávamos" ou "há aspectos piores no que estou vendo". Diante dessa abertura, há que se verificar a reação imediata do paciente, que claramente dará pistas se pretende ou não avançar com a transmissão mais detalhada da informação. Não existe um manual com palavras corretas para dar uma má notícia, porém deve-se, tanto quanto possível, evitar os eufemismos e as frases longas e de interpretação dificultosa.

Quando, após a informação, vemos que o paciente não imagina a gravidade de sua doença, temos uma tarefa difícil a enfrentar: como alterar sua perspectiva de que está bem, para a de que está gravemente doente? Esse tempo, o chamado tempo de transição, pode demorar horas, dias ou semanas e depende de cada doente. O que é fundamental é que o paciente entenda que não está sozinho nessa nova etapa da doença e que, mesmo não havendo cura, há intervenções concretas para prevenir seu sofrimento.

✱ Responder às emoções e às perguntas do doente: após a comunicação da má notícia, as duas reações mais comuns são o medo e o desgosto, que muitas vezes são traduzidas como raiva do mundo e do próprio médico. Essa situação requer que o médico diferencie bem o conteúdo da mensagem (as más notícias) do portador da mensagem (ele próprio). Ele deve demonstrar ao doente não agressividade, mas sim apoio e compreensão (sem mostrar pena!), validando a reação emocional como natural naquelas circunstâncias. O choro ou o silêncio devem ser respeitados e não inibidos. Um toque na mão, ou no ombro, demonstra apoio e pode tranquilizar o doente.

Após um choque inicial, o doente precisa clarificar o significado da informação que lhe foi dada, expondo os seus receios, nomeadamente em face de experiências prévias que tenha vivido ou com as quais tenha tido contato (história familiar de neoplasias, por exemplo).

Por mais explícitos que sejamos, devemos lembrar-nos de que, ao receber uma notícia má, ninguém consegue reter toda a informação que lhe é dada. Para auxiliar, o médico pode responder direta e honestamente a todas as perguntas, mesmo às mais difíceis. No entanto, não deve fazer prognósticos sobre a proximidade da morte, pois isso pode causar ainda maior angústia ao doente.

Finalmente, para que o paciente consiga compreender grande parte da informação, esta deve ser dada de forma simples e clara, evitando ao máximo os termos técnicos. É importante também rever a situação e verificar se o doente percebeu a informação que lhe foi dada, e transmitir as informações mais importantes no princípio ou no fim da conversa, porque habitualmente o que se diz no meio é completamente esquecido pelo paciente. Deve-se ser simpático, claro, verdadeiro e positivista, sem, contudo, fazer uso de eufemismos.

✱ Propor plano de acompanhamento e encerrar a entrevista: a forma mais eficaz de encerrar uma entrevista consiste em fornecer um plano de ação futura. Conjuntamente com o doente, procurar os principais problemas a resolver e adotar um plano consensual, mostrando que há pequenas metas passíveis de serem atingidas e, dessa forma, concretizar aspectos gratificantes na vida do doente.

Pode-se, também, encorajar o paciente a escrever as perguntas que quer fazer para que numa próxima consulta não as esqueça. É importante deixar sempre "uma porta aberta" para que o doente fale com o médico se precisar e, por fim, deixar sempre um próximo contato marcado.

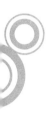

Dar más notícias gera grande estresse não só nos doentes, mas também nos médicos, que muitas vezes tentam evitar essa tarefa, usando técnicas de distanciamento. As causas dessa "ansiedade" advêm de algumas crenças e/ou convenções sociais, inerentes quer ao médico quer ao paciente. Contudo, dar uma má notícia requer perícia (conhecimentos e aptidões específicos) e tato, e ambos podem ser aprendidos e praticados ao longo da vida. Os benefícios serão claros, seja para os doentes e seus familiares, seja para os profissionais de saúde.

Quase sempre cabe ao médico essa tarefa, porque é ele o primeiro a saber do diagnóstico, e está profissionalmente capacitado para estabelecer uma evolução clínica; sendo assim, é dele que o doente espera receber a notícia.

Existe a crença de que aquilo que as pessoas não sabem poderá não vir a acontecer ou a se confirmar. Contudo, os pacientes são frequentemente os primeiros a perceber que a sua evolução clínica mostra que algo não está bem com eles.

A ausência de informação ou a comunicação deficiente os conduz a um sentimento de insegurança em relação à doença e ao prognóstico da mesma, assim como a uma insegurança na sua relação com o médico.

Dar a informação ao paciente, sempre de acordo com as suas necessidades, pode ajudar a diminuir seu isolamento e seus medos e a mobilizar seus recursos e suas capacidades de enfrentar a situação. Pois, ao receber uma má notícia sobre a sua doença, o paciente tem tendência a acentuar o seu estilo habitual de *coping* ("estilo de lidar com").

Nesse momento, o papel do cuidador médico consiste não em alterar esse estilo de *coping* característico de cada doente, mas sim em reforçar defesas saudáveis e adaptativas e em minimizar os danos dos comportamentos nocivos.

Vale a pena lembrar que fatores culturais, espirituais e religiosos estão presentes durante a comunicação e devem ser levados em consideração na busca de maior eficiência.

O sofrimento causado por uma má notícia é de algum modo minimizado se o profissional mostrar consideração pelos sentimentos do doente, e as respostas às suas dúvidas e receios garantem ao paciente que ele será cuidado e que pode confiar em quem foi escolhido para lhe conduzir nesse caminho tão árduo.

Referências Bibliográficas

BUCKMAN, R. *How to Break Bad News: A Guide for Health Care Professionals.* Londres: PanBooks, 1994.

DIAS, L.; CHABNER, B.; LYNCH, T.; PENSON, R. *Breaking Bad News: A Patient's Perspective.* Boston: The Oncologist, 2003; 8: 587-596.

SANCHO, M. G. *Como dar las malas noticias en medicina.* Madrid: Arán Ediciones, 1998.

Interdisciplinaridade e Cuidados Paliativos

Jéssica Paes da Cunha de Riba
e Joane Jardim Dias

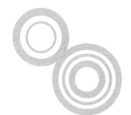

A importância da interdisciplinaridade no tratamento do paciente fora dos recursos de cura deve ser ressaltada, visto que a doença e seu tratamento atingem dimensões biopsicossociais e espirituais. Dessa forma, é necessário que a equipe de cuidados paliativos seja composta por profissionais de diversas áreas, a fim de abranger todas essas dimensões.

Para iniciar a discussão, é relevante analisar termos como multi, inter e transdisciplinaridade.

O elemento de composição *multi* vem do latim *multus* e quer dizer "muito", "numeroso". O prefixo latino *inter* remete a "posição intermediária"; a "reciprocidade". *Trans*, igualmente latino, por sua vez, indica "movimento para além de"; "através de"; "posição para além de"; "intensidade". *Disciplinar* deriva do adjetivo latino *disciplinare* e diz respeito a disciplina. O *Novo dicionário Aurélio* (1986) define disciplina como "qualquer ramo do conhecimento"; "conjunto de conhecimentos em cada cadeira dum estabelecimento de ensino" ou "matéria de ensino", por conseguinte, um corpo específico de conhecimento de ensino, com seus próprios antecedentes de educação, treinamento, procedimentos, métodos e áreas de conteúdo.

Multidisciplinar, portanto, faz referência a muitas disciplinas, uma associação de disciplinas em torno de um objeto ou problema em comum. Contudo, a título de ilustração, pensemos no caso de um paciente que procura uma clínica e marca consultas com os mais diferentes profissionais de saúde, que não se conhecem e que desconhecem o processo de busca do paciente. Ele será atendido por muitos, terá recebido uma atenção multiprofissional, porém fragmentada, não havendo intercâmbio, troca ou cooperação entre diferentes disciplinas. Quando acontece esse intercâmbio, há mais que uma simples soma, existe influência mútua, partindo daí a ideia de interdisciplinaridade.

A interdisciplinaridade surgiu da crítica à tendência moderna de ultraespecialização disciplinar, de fragmentação e de reducionismo que caracterizam a especialização excessiva. No âmbito do ensino e da pesquisa, fala-se na interdisciplinaridade como método capaz de fazer com que duas ou mais disciplinas interajam, transponham-se. Para alguns filósofos, a interdisciplinaridade é uma etapa mais desenvolvida do conhecimento científico, e seu objetivo é a unidade do saber. Nesse processo, várias disciplinas interagem na construção ou definição de um objeto ou de um projeto em comum. Surgiram dessa prática algumas disciplinas, como a psicoimunologia, que podem ser até mesmo chamadas de interdisciplinas.

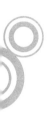

A palavra transdisciplinar não consta no Aurélio nem nos dicionários filosóficos mais conhecidos. A ideia de "olhar transdisciplinar", todavia, é bastante presente nos textos contemporâneos de filosofia das ciências, sobretudo nos dos autores que pensam o problema epistemológico da complexidade. Apropriando-nos da definição de Fernando Hernández (1998), a transdisciplinaridade se caracteriza pela definição de um fenômeno de pesquisa que requer uma metodologia compartilhada, transcendente às tradições de campos de estudo que tenham sido concebidos de maneira fechada.

Como se pode inferir, para ser inter ou trans é necessário ser multi. Entretanto, a multidisciplinaridade não basta para garantir um caráter inter ou transdisciplinar. No caminho do multi ao trans, as relações vão se tornando mais intensas e complexas. Quanto mais se avança em direção ao radical trans, mais se aproxima da realidade e mais claros se tornam os conflitos. E, muito embora seja mais difícil, isso estimula a interação, o convívio, a troca, o aprendizado.

Em uma equipe de saúde, a interdisciplinaridade funciona com o objetivo de dar atenção integral ao paciente, tendo assim uma visão biopsicossocial e espiritual. Essa interdisciplinaridade não existe *a priori* – é preciso construí-la. Faz-se necessário, então, integrar as ações de saúde que, apesar de serem um recurso indispensável, precisam ser planejadas e estimuladas constantemente. Para Leme (2000), a atenção da equipe implica ações de diversos profissionais que atuam conjuntamente, dentro de suas áreas de competência individual, interagindo nas áreas comuns, sem interferir nas áreas específicas.

A visão baseada na interdisciplinaridade propõe uma reformulação dos saberes, uma síntese em direção à reorganização da equipe de saúde. Nesse sentido, além de um novo paradigma científico, a interdisciplinaridade representa uma nova filosofia de trabalho, de organização e de ação interinstitucional (Leme, 2000).

> O conceito de interdisciplinaridade fica mais claro quando se considera o fato trivial de que todo conhecimento mantém um diálogo permanente com outros conhecimentos, que pode ser de questionamento, de confirmação, de complementação, de negação, de ampliação, de iluminação de aspectos não distinguidos (Parecer CEB15/1998).

Segundo Gavião e Palavéri (2000), essa compreensão multideterminada do adoecimento proporciona à equipe uma atuação ampla e diversificada, que se dá por meio da observação, da análise e da orientação, com vistas a identificar os aspectos positivos e negativos, relevantes para a evolução de cada caso. Por sua vez, quando a origem grega da palavra saúde – "inteiro", "intacto", "integridade" – é resgatada, a necessidade de tratá-la de forma holística é evidenciada, o que supõe compreendê-la na interface de uma grande diversidade de disciplinas. E na interdisciplinaridade busca-se ir além das fronteiras disciplinares.

Limite também é um conceito a ser trabalhado com a equipe envolvida no atendimento. Quando se trata de um paciente em cuidados paliativos, um novo cenário se cria, e temos de levar em conta a importância da prevenção dos efeitos psicológicos, sociais e físicos da hospitalização e da patologia, que ocorrem tanto nos pacientes como em suas famílias.

Quando atendemos o paciente fora dos recursos de cura é de fundamental importância que toda a equipe esteja bastante familiarizada com o processo pelo qual ele passa – o que permite uma visão real da complexidade vivida pelo paciente. É importante conhecer os problemas implicados no processo do adoecer e morrer, a fim de dirigir o atendimento de modo que proporcione maior qualidade de vida para o paciente e maior estruturação da família como um todo.

Entendemos que trabalhar numa equipe interdisciplinar não significa buscar uma síntese de saberes ou uma identidade de objeto teórico, mas a homogeneidade dos objetivos a serem atingidos e, ainda, a possibilidade de diálogo entre disciplinas vizinhas que em muitos momentos possuem interfaces e temáticas comuns, mas que mantêm a especificidade do seu saber.

A equipe também tem suas demandas próprias, alterações no nível de ansiedade muitas vezes geradas pela sobrecarga emocional da função e realidade de trabalho que, se compartilhadas dentro da própria equipe, em reuniões interdisciplinares, podem ser instrumentalizadas pelas orientações técnicas sobre a natureza dos conflitos e os aspectos gerais de cada caso, proporcionando alívio e ampliando a atuação de todos.

Assim, a interdisciplinaridade vem como o caminho a ser percorrido no processo de evolução do cuidado, ultrapassando as fronteiras do conhecimento e levando à integração dos diversos profissionais que fazem parte da equipe paliativista, propondo intercâmbio e articulação entre as disciplinas, já que temos consciência de que saberes são inacabados e incompletos, e seus limites, transcendentes. Dessa maneira, podemos acolher o paciente fora dos recursos de cura em sua esfera biopsicossocial e espiritual, de maneira única e indivisível, buscando qualidade de vida e dignidade de morte e respeitando os preceitos éticos. ◌

Referências Bibliográficas

ANGERAMI-CAMON, Valdemar Augusto. *Psicologia da Saúde: um novo significado para a clínica*. São Paulo: Pioneira, 2000.

FERREIRA, Aurélio Buarque de Holanda. *Novo dicionário da língua portuguesa*. 2. ed. Rio de Janeiro: Nova Fronteira, 1986.

GAVIÃO, A. C. D.; PALAVÉRI, F. K. C. O papel do psicólogo. In: DUARTE, Y. A. O.; DIOGO, M. J. D. *Atendimento domiciliar: um enfoque gerontológico*. São Paulo: Atheneu, 2000.

GIMENES, Maria da Glória G. "Definição, foco de estudo e intervenção". In: CARVALHO, Maria Margarida, M. J. de (org.). *Introdução à Psico-oncologia*. São Paulo: Livro Pleno, 2003.

HERNÁNDEZ, Fernando. *Transgressão e mudança na educação*. Porto Alegre: ArtMed, 1998.

KÜBLER-ROSS, Elizabeth. *Sobre a morte e o morrer*. São Paulo: Martins Fontes, 1998.

LEME, L. E. G. "A interprofissionalidade e o contexto familiar". In: DUARTE, Y. A. O. & DIOGO, M. J. D. *Atendimento domiciliar: um enfoque gerontológico*. São Paulo: Atheneu, 2000.

MCGOLDRICH, Monica; WALSH, Froma. *Morte na família: sobrevivendo às perdas*. Porto Alegre: ArtMed, 1998.

Médicos

Regina Maria Guimarães

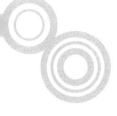

No século XXI, o constante avanço da tecnologia vem provocando mudanças na Medicina, nos profissionais da área e no modo como eles se relacionam com os pacientes. Tratar apenas da doença, sem escutar e tentar compreender o lado humano que existe em qualquer pessoa enferma é um modelo que está sendo substituído por outros, entre eles os modelos curativo e paliativo.

O primeiro enfatiza a doença e sua fisiopatologia, mais do que o paciente. A investigação e o diagnóstico com o objetivo de se conseguir a cura são os principais destaques dessa abordagem que deixa de lado o foco humano, obscurecido pela ciência e pela tecnologia. Nesse modelo, o paciente com câncer ainda é submetido a diversos e agressivos tratamentos curativos, mesmo quando fica óbvio que a cura não é mais possível. O segundo, o modelo paliativo, adota como primeiro plano o paciente e engloba, mais do que o cuidado com as necessidades físicas, a atenção às necessidades psicológicas e espirituais do paciente e de sua família.

A OMS define os cuidados paliativos como aqueles que privilegiam a melhoria da qualidade de vida do paciente e de seus familiares, diante de uma doença que ameaça a vida, prevenindo ou aliviando o sofrimento, por meio da identificação precoce, da avaliação precisa e do tratamento da dor e de outros sintomas estressantes, sejam eles físicos, psicológicos ou espirituais.

Medicina Paliativa é o estudo e o manejo do paciente com doença ativa, progressiva e avançada, para quem o prognóstico é limitado, e o foco de cuidado é a qualidade de vida. É essa a definição da área de atuação do médico que se dedica a esse campo profissional. Para denominar as atividades desempenhadas por outros profissionais envolvidos (enfermeiros, assistentes sociais, fisioterapeutas, religiosos etc.), é usado o termo cuidados paliativos, pois esse cuidado é multiprofissional.

A Medicina Paliativa como especialidade médica vê o adoecer como parte do processo biológico que afeta o ser humano sob todos os aspectos, assim como a todos que estabelecem vínculos com ele. Em concordância com essa abordagem, a especialidade conta com um modelo de equipe multiprofissional em que cada membro é capaz de cuidar de um aspecto do doente, garantindo que o todo seja protegido. Para que possa ser eficaz, esse grupo requer integração e harmonia, cuidando também de suas próprias questões ligadas ao estresse do cuidado com pacientes terminais.

Para muitos médicos, quando todos os recursos de cura já foram tentados e o sucesso não foi atingido, os pacientes passam a ser vistos como perdedores, e "nada mais pode ser feito". Ocorre, dessa forma, o que se chama de morte social, antes mesmo da morte biológica. Mas o fim do tratamento para a doença não significa o final de todos os tratamentos ativos; indica apenas uma mudança de estratégia. Para alguns colegas de profissão, os cuidados paliativos são uma alternativa de tratamento quando as opções do modelo curativo não são mais possíveis, sendo considerados uma prática médica passiva – o que está longe da verdade dessa especialidade.

Desde o início do tratamento, o médico paliativista pode e deve ser chamado para assistir o paciente em conjunto com a equipe que o acompanha na terapêutica específica da doença. Esse atendimento tem como objetivos o controle de sintomas, até então não controlados pelas técnicas empregadas habitualmente na prática clínica, e a redução da sensação de abandono causada por ocasião da transferência do paciente para os cuidados paliativos (aqui referenciados como especialidade ou setor de uma instituição de saúde. Um hospital pode ter um setor dedicado exclusivamente aos cuidados paliativos ou apenas uma equipe que atende o paciente em qualquer lugar do hospital). Idealmente, o paciente deve conhecer os princípios da Medicina Paliativa e entender que ela pode acompanhá-lo em conjunto com a clínica de origem, proporcionando um cuidado mais abrangente.

Como na prática médica em geral, cabe ao médico o papel de diagnosticar e tratar os sintomas angustiantes que são o objeto da atuação da Medicina Paliativa. O principal diferencial é que, numa equipe interdisciplinar, outros profissionais podem participar do processo, otimizando o tratamento dos sintomas por meio de uma visão holística do indivíduo.

Quando o paciente está morrendo, ocorre uma variedade de alterações fisiológicas, que devem ser bem entendidas para serem reconhecidas. Os problemas mais comuns são apresentados a seguir:

- Fadiga e fraqueza.
- Isquemia cutânea.
- Diminuição do apetite/anorexia/caquexia.
- Diminuição da ingestão de líquidos/desidratação.
- Disfunção cardíaca/falência renal.
- Diminuição do nível de consciência.
- Diminuição da habilidade de se comunicar.
- *Delirium* terminal.
- Disfunção respiratória.
- Perda da habilidade de engolir.
- Perda do controle dos esfíncteres.
- Dor.
- Perda da habilidade de fechar os olhos.
- Onda de energia imediatamente antes da morte.
- Aspiração e asfixia.

A evolução dos sintomas e dos respectivos cuidados concerne a toda a equipe cuidadora, e não só ao médico. A equipe impõe um caminhar comum, integrado com o papel próprio de cada um, e comporta diferentes etapas:

- Iniciar a relação com o paciente e estabelecer um clima de confiança.
- Identificar os problemas, sublinhando a importância de observar, escutar, examinar com cuidado, dialogar com o paciente e reportar as observações a toda a equipe. Todos os cuidadores recolhem infor-

mações precisas e as transmitem oralmente aos membros do grupo. Longe de se excluírem, o diagnóstico da enfermeira e o do médico se complementam. Os familiares e amigos que estão ao redor do paciente também são elementos importantes a se ter em conta.

Muitas vezes, os exames complementares são necessários para ajudar a diagnosticar e confirmar um sintoma. Em Medicina Paliativa, tentamos não pedir exames complementares, ou fazê-lo apenas quando são indispensáveis ao diagnóstico e tratamento, evitando, dessa forma, procedimentos que podem ser penosos e desnecessários para o doente.

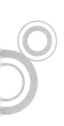

- Tomar decisões: o esquema seguinte pode ajudar médicos e outros cuidadores a refletir sobre os diferentes critérios de decisão e sobre as diversas alternativas concernentes ao tratamento. Antes de decidir, a equipe mede os benefícios e os inconvenientes de cada proposta. Após discutir com todo o grupo, cabe ao médico resolver se as propostas trarão benefícios ou alívio ao paciente.
- Tornar o mais preciso possível cada objetivo dos cuidados e do tratamento: como o estado do paciente muitas vezes evolui muito rapidamente, é necessário antecipar o cuidado e o tratamento. A equipe toma a atitude de evoluir e reevoluir o doente continuamente, evitando discordâncias (muitas vezes presentes) nas decisões.
- Evoluir: os cuidadores têm necessidade de conhecer a eficácia da terapêutica empregada, a fim de que, a cada nova avaliação sobre a evolução do paciente, seja possível não só dar continuidade ou interromper determinado tratamento, mas também, dentro desse quadro, cuidar efetivamente do paciente.

O doente se sente seguro e acompanhado, apesar de sintomas menores. Quando participam da evolução, eles têm o sentimento de estarem sendo escutados e de serem um pouco "donos" da situação.

O caminho do cuidado revela uma vontade comum de trabalho de equipe e coloca o paciente no centro das preocupações, das decisões... e dos projetos.

Historicamente, também cabe ao médico o papel de coordenador da equipe interdisciplinar, integrando-a ao redor do paciente, com o objetivo primordial de proporcionar melhor qualidade de vida ao enfermo.

É incumbência do líder da equipe ou do membro mais próximo da família e do paciente determinar se os cuidadores, incluindo os profissionais diretamente envolvidos com o paciente, estão treinados para esses cuidados.

Contudo, para o exercício dessa função deve haver uma mudança de paradigma no comportamento médico, já que esses profissionais são treinados para ter como única meta a cura. Qualquer outra possibilidade pode ser vista como insucesso e gerar uma série de sentimentos que devem ser reconhecidos, entendidos e trabalhados, a fim de possibilitar a compreensão do papel do médico no processo de cuidar de um paciente com uma doença que ameaça a vida.

Estudos realizados por equipes na Europa mostram que "uma vez que os membros da equipe engajada no movimento hospice em cuidados paliativos falem do seu trabalho em equipe, estamos no direito de perguntar sobre as cicatrizes. Se não há cicatrizes, é porque não há verdadeiramente um trabalho em equipe. Uma equipe não se faz da noite para o dia. Uma equipe se constrói lenta e penosamente. E essa construção não termina nunca" (Balfour Moun, 1980).

Existe a necessidade da integração desse modelo de abordagem em equipe para melhor sustentar os que trabalham nesse domínio tão exigente. O importante não é quem lidera, mas a equipe como um todo. Em cada equipe se observa um tipo de perfil e, naturalmente, surge a liderança. Se cada um exercer seu papel e todos estiverem abertos a trocas, a equipe vai funcionar muito mais harmoniosamente. A boa coordenação não se pode fazer sem um projeto e um caminhar conjunto, e a equipe multidisciplinar deve ser o cerne que permite que cada um dos elementos elabore seu plano de conduta coerente e comum a todos os membros.

A equipe precisa ajudar o paciente e sua família a se posicionar nesse período crucial de sua existência, ou mesmo ajudar sua morte levando o máximo possível de conforto físico e relacional. Dentro desse contexto, qualquer que seja o tipo de intervenção do grupo de cuidado, três elementos devem ser respeitados: continuar dispensando a mesma atenção que foi dada desde o início da doença; responder às diferentes necessidades do paciente (física, psicológica, social e espiritual); e, diante de um paciente com dificuldade existencial, preparar-se para ser envolvido num questionamento individual, tocando a essência de nossa vulnerável humanidade.

Qual o papel do médico dentro desse modelo interdisciplinar? De acordo com o paradigma de atenção e cuidado com o paciente como um todo, respeitando todas as suas necessidades, o médico tem o papel de conhecer e poder antecipar o cuidado das necessidades físicas, tentando minorar os efeitos no paciente. Os cuidados com as alterações físicas, a dor, as mudanças corporais e a evolução da doença são os principais focos do médico. Entretanto, pela natureza interligada desses sintomas com todos os outros, o médico também participa dos cuidados psicológicos, espirituais, sociais e familiares, de acordo com seu treinamento, sua experiência e sua personalidade.

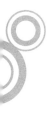

Infelizmente, os médicos não são treinados, em sua formação acadêmica, para aceitar a morte como parte da vida e não estão acostumados a ver o paciente como um todo. Nem todos os médicos possuem preparo para exercer esse tipo de especialidade. Muitos por não terem o tipo de personalidade adequada às necessidades desse caminho e muitos porque não se sentem preparados para encarar a morte e a finitude do ser humano, como a nossa própria. Felizmente, como para todas as especialidades, sempre se encontram pessoas que se encaixam no perfil e que se sentem prontas para o trabalho.

As qualidades requisitadas do profissional desse tipo de equipe são múltiplas, e sua evolução pessoal é indispensável para que possa assumir as necessárias tomadas de decisão. Os principais formadores serão os pacientes – com seus problemas a serem resolvidos, suas ambivalências, suas contradições – e a equipe, que fornecerá o fio direcional, as referências necessárias, os pontos de reparo para a realização da tarefa.

Sob o ponto de vista individual, é necessário saber reconhecer, escutar e interpretar. Saber fazer a relação entre o que é percebido no paciente e o sentido que será dado à percepção. Saber reconhecer suas próprias emoções. Se não somos capazes de deixar que nossas próprias emoções aflorem, será difícil acompanhar o paciente dentro de sua vivência emocional e compreender as emoções dos outros membros da equipe. Saber estabelecer uma boa comunicação verbal e não verbal com o paciente. Ser, individual e coletivamente, um transmissor de esperança para o paciente, característica que é consequência da boa técnica, do relacionamento e também da implicação pessoal do profissional. Saber se proteger e guardar a distância certa em relação ao enfermo e sua família, de modo que a proximidade desejada não implique uma fusão com os problemas do paciente. Saber se posicionar profissionalmente, mantendo um ritmo equilibrado de vida, na qual exista espaço para relações afetivas e para possíveis atividades extraprofissionais.

No que diz respeito à relação com a equipe, o médico deve saber reconhecer a função de cada um e se posicionar em seu próprio papel. Deve colaborar com os outros membros da equipe, com as famílias, dentro do consenso estabelecido entre os profissionais. Deve instituir uma boa comunicação em relação às informações recebidas dos doentes. É importante lembrar-se de que tanto o caminho pessoal quanto o coletivo dos membros da equipe cuidadora são complexos e evolutivos e poderão se desenvolver progressivamente dentro de um quadro de equipe coerente, portadora de um objetivo comum. E saber que tudo isso é difícil de realizar.

Segundo Rosette Poletti (1989), a evolução do profissional da Medicina Paliativa se faz em cinco etapas:

- Intelectualização.
- Trauma: com a geração de culpa e frustração. Confrontação com a própria morte, a abertura emocional e o luto com sua particular duração.
- Depressão: é uma fase difícil, na qual se conta o número de pessoas que vai permanecer nesse tipo de especialidade. É a fase do *grow or go*. Geralmente após um ano de exercício, com algumas variações de duração.
- Acomodação: os profissionais deixam de se preocupar com a morte. Não se sentem mais culpados de não ter podido fazer mais.
- Compaixão com aceitação da morte: desejo de aumentar a dignidade e o respeito da pessoa que está morrendo. A importância do suporte.

Muitos profissionais não passam por essas fases; chegam prontos, como se esse caminho já tivesse sido trilhado antes mesmo da formação acadêmica. E isso nos faz refletir sobre como um profissional escolhe (ou é escolhido) ser um cuidador dos que estão sofrendo e morrendo.

Somos conscientes da motivação que nos faz ajudar aqueles que vão morrer? Na história dos profissionais que integram os cuidados paliativos, muitas vezes são presenciados episódios de morte nos quais não houve muita chance de troca, em que não houve conversa nem humanização. Esses episódios levam o profissional a uma tomada de consciência do valor da vida, da necessidade de construir algo para si mesmo e para os outros. O desejo de evoluir é outro motivo. O cuidador presencia e aceita a confrontação com seu próprio sentimento e angústia; elabora-os e os transforma em uma aspiração terapêutica. Outro conceito de ajuda é aquele em que tomamos consciência de nossos próprios limites e aceitamos fazer um trabalho sobre isso. A relação de ajuda é então um reencontro entre uma pessoa que não sabe e uma que vive uma experiência que viveremos um dia, que é a crise última da vida e um convite à mudança interior. O paciente vive essa crise com seus recursos interiores que muitas vezes aparecem à altura da prova por que eles passam. Um médico que cuida de pacientes vitimados pelo HIV disse: "Eles se tornam o que jamais pensaram que poderiam se tornar."

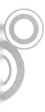

A pessoa a ser ajudada será o guia do médico, que vai respeitar seu caminho. É, então, a atitude de ajudar, o saber ser e estar, além da atenção às emoções, aos sentimentos expressados, que se constituem nos fatores mais importantes, mais do que o conteúdo intelectual.

As atitudes a desenvolver serão, então:

- Ser congruente, ou seja, ser autêntico, sem máscaras nem jogos, ser você mesmo.
- Oferecer atenção calorosa. O calor humano é muito importante.
- Desenvolver a compreensão empática. A capacidade de perceber o mundo interior do outro, de sentir suas emoções sem, contudo, se identificar com o paciente. É como sentir o medo do outro sem ter medo, sentir a angústia do paciente sem se angustiar, compreender a depressão sem se deprimir.
- Não ser portador de atitudes morais de julgamento. Permitir ao paciente se expressar livremente. A ajuda é se situar como testemunha e levar tão somente a profundeza de nossa presença, a sutileza de nossa atenção e nossa confiança dentro das reservas interiores de nosso paciente.

Competência clínica, busca contínua de educação, calma e empatia são características importantes para ajudar o paciente e sua família nas últimas horas de vida. Assuntos clínicos que comumente aparecem nos últimos momentos de nossas vidas incluem alimentação, hidratação, alteração de consciência, *delirium*, dor, respiração e alterações de secreções (por exemplo, as respiratórias e em caso de lesões abertas ou fístulas). Somente alguns morrem subitamente (menos de 10%); a maior parte morre depois de uma deterioração progressiva até a fase ativa da morte e o fim. Os cuidados médicos, durante os últimos dias ou horas, podem ter profundos efeitos, não só no paciente, mas em todos que participam desse processo. Muitos clínicos têm pouco ou nenhum treinamento formal em manejar o processo da morte. Muitos nunca assistiram alguém morrer nem participaram de cuidados para um paciente que está morrendo. A família usualmente tem menos experiência ou conhecimento da morte e do morrer.

Durante as últimas horas de vida, a maior parte dos pacientes necessita de cuidados especiais, que podem ser promovidos em qualquer local em que haja uma equipe profissional, voluntários, cuidadores e família apropriadamente informada para suportar esse processo. O papel do médico é também assegurar que medicamentos, equipamentos e suprimentos estejam disponíveis, antecipando problemas, seja na instituição ou no domicílio do doente, porque mudanças súbitas no estado do paciente podem ocorrer, e o médico deve estar ciente e pronto para responder rapidamente.

Ajudar as famílias a ver e entender o que está acontecendo em cada momento do paciente e, mais que isso, a compreender o que o doente está experimentando – a diferença entre ver alguém sofrer e estar sofrendo você mesmo. Se os membros da família foram treinados ou informados com cuidado e de forma eficiente, a experiência pode ser um presente, um momento de amor e de compartilhamento. O papel do médico é muito mais abrangente nesse campo do que nas outras especialidades.

Apenas um gesto, ou uma palavra, pode fazer com que qualquer um se sinta existir.

Referências Bibliográficas

BRUERA, E.; DE LIMA, L.; WENK, R.; FARR, W. *Palliative Care in the Developing World Principles and Pratice.* International Association for Hospice and Palliative Care. BRUERA, E.; DE LIMA, L.; WENK, R.; FARR, W. 1. ed. IAHPC Press, 2004.

EMANUEL, L. L.; FERRIS, F. D.; VON GUTEN, C. F.; VON ROENN, J. *Introduction to the Last Hours of Living.* Chicago: Editors EPEC-O, 2005.

SAUNDERS, C. M. Foreword. In: *Oxford Textbook of Palliative Care.* Oxford: Oxford University Press, 3. ed. 2004, pp. xvii-xx.

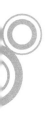

Enfermeiros

NORMA SUELI FERNANDES,
MARIA DE FÁTIMA LINS REIS
E RENATA MARTINS

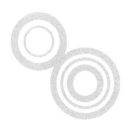

A ENFERMAGEM, DESDE O SÉCULO XIX, vem desenvolvendo continuamente uma base de conhecimento próprio e singular. Nessa trajetória, emergiram conceitos, pressupostos, princípios e definições que subsidiam a elaboração de teorias em enfermagem. Essas teorias possuem fundamentação e estrutura que possibilitam descrever, explicar, prever e controlar os fenômenos relevantes à saúde do paciente, da família e da comunidade, de forma sistemática, estruturada e direcionada ao cuidar de enfermagem. Constituem-se como base segura para a ação eficaz do cuidar, que exige olhares específicos e interpretativos de conceitos, principalmente dos metaparadigmas ou conceitos centrais de enfermagem, que são: ser humano, enfermagem, saúde – doença e ambiente.

Desde seus primórdios, a enfermagem tem como função precípua o cuidar. Antes da regulamentação de profissões como nutrição, fisioterapia, assistência social etc., todas as funções pertinentes a essas áreas eram exercidas pelos profissionais de enfermagem.

A Medicina Paliativa como especialidade que deve ser exercida na forma de uma equipe interdisciplinar tem, como parte integrante, profissionais de enfermagem que trazem todo esse conhecimento acumulado em sua prática profissional.

Em sua formação acadêmica, os enfermeiros adquirem conhecimentos científicos específicos para planejar e implementar o cuidado de pacientes de forma holística.

O enfermeiro tem um papel fundamental em relação a pessoas com doenças "crônicas", pois estas requerem cuidados técnico-científicos permanentes e integrais, além de constituírem um desafio para o setor público. Nesta década, um número cada vez maior de pessoas vive com uma ou mais condições crônicas de saúde, e as populações de um modo geral estão envelhecendo. Desse modo, conforme orientação da OMS, a atenção aos problemas crônicos deve ser coordenada por meio de evidências científicas para orientar a prática.

Os cuidados de enfermagem estão para além da entidade doença e se realizam em situações de saúde, assim como em situações nas quais já nada existe a fazer do ponto de vista curativo.

Só nos últimos decênios estabeleceu-se a noção de que "há muito que fazer quando já nada se pode fazer". E estaríamos falando de cuidados paliativos...

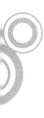

Ações empreendidas em diferentes planos (médico, psicológico, social, espiritual) junto a um paciente, após um diagnóstico de doença incurável em estado terminal, são, pois, essencialmente, cuidados de conforto global e que apelam a meios proporcionados.

Se a doença está no seu estágio de evolução chamado "terminal", a morte é previsível em mais ou menos curto termo. As intervenções levadas a cabo buscam atenuar os sintomas da doença (em particular a dor e o controle de feridas), sem agir sobre a causa. Nesse contexto, o objetivo dos cuidados de enfermagem é *preservar*, não a integridade corporal ou a saúde, mas a *dignidade humana*, que é a possibilidade, para cada ser humano, de, por meio de sua consciência, agir livremente e se autodeterminar.

O enfermeiro tem papel importante no cuidado do paciente em fase terminal, em vários níveis:

- Na aceitação do diagnóstico.
- Na ajuda para conviver com a enfermidade.
- No apoio à família antes e depois da morte.

Como membro da equipe interdisciplinar, o enfermeiro tem a possibilidade de ajudar o paciente a se adaptar às mudanças impostas por sua doença, por meio de uma avaliação adequada de suas moléstias físicas e emocionais e da aplicação pronta e eficaz de diversas técnicas paliativas atualmente existentes.

O cuidado e a atenção dispensados ao paciente permitem não só a percepção de qualquer mal-estar no exato momento em que se apresenta, mas também a mobilização dos recursos necessários para o devido alívio e consolo.

O cuidado paliativo de enfermagem requer que se coloque em prática uma relação de ajuda para com o doente e sua família, porque o que se faz com um repercute no outro.

O enfermeiro deve trabalhar com a família para aumentar a participação desta nos cuidados relacionados ao paciente, oferecendo apoio para que essa etapa seja vivida não como tempo de espera angustiante pela morte, mas como período positivo em que é possível melhorar a interação família/paciente, proporcionando crescimento para ambos.

Os cuidados paliativos devem-se realizar por meio de quatro elementos:
- Boa comunicação.
- Controle adequado dos sintomas.
- Emprego de medidas para aliviar e/ou atenuar o sofrimento.
- Apoio à família diante da morte e durante o processo de dor.

A boa comunicação diminui a ansiedade da família e do paciente, reduz a intensidade dos sintomas, facilita o conhecimento e ajuda a elaborar objetivos mais realistas no que diz respeito à doença (Sanches Sobrinho, 1998).

O enfermeiro deve saber guiar e orientar o cuidado global do paciente, sendo primordial que aprenda a escutar com atenção, tentando sempre que possível reduzir a ansiedade dos pacientes em razão de medo da doença e do futuro.

Na equipe interdisciplinar é importante que todos falem uma só linguagem e que não exista uma barreira de silêncio entre o paciente e sua família.

O sofrimento é uma dimensão fundamental da condição humana e uma constante na fase final. Não afeta só a parte física, mas o homem como um todo.

O sofrimento pode ter várias causas, tais como:
- Sintomas mal controlados.
- Efeitos indesejados do tratamento.
- Perda de convívio social.

- Sensação de dependência.
- Situações psicossociais inadequadas (falta de maturidade, separação da família, pensamentos negativos, culpas, medo do futuro etc.).
- Imagem corporal inadequada.
- Depressão e angústia.
- Medo de morrer sozinho.

Para exercer um cuidado paliativo eficaz, os profissionais de enfermagem devem: dominar técnicas para desenvolver uma boa comunicação com o paciente e sua família, buscando detectar suas necessidades; ter conhecimentos sobre a doença do paciente e sobre os problemas dela decorrentes; manter uma postura pessoal de equilíbrio, amadurecimento e autocontrole que possibilite suportar melhor as situações difíceis que acompanham a pessoa nos momentos finais de sua vida.

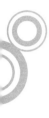

O profissional de enfermagem, por ser aquele que mais tempo passa com o paciente, pode prestar uma ajuda mais eficaz na detecção, avaliação e manejo de sintomas. Os cuidados se iniciam com uma avaliação integral do paciente, da família e do ambiente com o objetivo de identificar as necessidades pessoais, o grau de adaptação à doença, a rede de apoio disponível, o nível do potencial de fadiga psicológica e social dos cuidadores e familiares, assim como os possíveis benefícios de um cuidado interdisciplinar.

O paciente em cuidados paliativos portador de feridas neoplásicas tem sofrimento físico e psicológico adicionais ao diagnóstico de câncer. Além dos sintomas físicos, os psicológicos, como estigma, isolamento social, baixa da autoestima, sensação de enojamento de si, constrangimento, entre outros, são temáticas a serem contempladas na assistência de enfermagem voltada a essa clientela. Destaca-se que o bom controle dos sintomas físicos é essencial para a melhoria das condições psicológicas abaladas pelo pesar da ferida.

A divulgação da filosofia e a implantação dos cuidados paliativos nos serviços de assistência oncológica certamente contribuem para o destaque dos cuidados aos pacientes portadores de feridas neoplásicas. Dentro dessa realidade, o conhecimento científico, por parte da enfermagem, sobre as características das feridas e singularidades de seus curativos torna esse profissional indispensável dentro da equipe interdisciplinar. ✪

Referências Bibliográficas

ANDRADE, J. S.; VIEIRA, M. S. "Práticas assistenciais de enfermagem: problemas perspectivas e necessidades de sistematização". In: *Revista Brasileira de Enfermagem,* 2005; 58(3); 2 61-5.

ASTUDILLO, W.; ORBEGOZO, A.; LATIEGI, A. *Cuidados paliativos en enfermería.* San Sebastián: Sociedade Vasca de Cuidados Paliativos, 2003.

BORK, A. M. T. *Enfermagem de excelência: da visão à ação.* Rio de Janeiro: Guanabara-Koogan, 2003.

BRUERA, E.; DE LIMA, L.; WENK, R.; FARR, W. *Palliative Care in the Developing World Principles and Pratice.* International Association for Hospice and Palliative Care. BRUERA, E.; DE LIMA, L.; WENK, R.; FARR, W. 1. ed. IAHPC Press, 2004.

HORTA, W. A. *Processo de enfermagem.* São Paulo: EPU, 1978.

ORGANIZAÇÃO MUNDIAL DE SAÚDE. *Cuidados inovadores para as condições crônicas: componentes estruturais de ação: relatório mundial,* 2003.

SAUNDERS, C. M. "Foreword". In: *Oxford Textbook of Palliative Care.* Oxford: Oxford University Press, 3. ed. 2004, pp. xvii-xx.

Psicólogos

Jéssica Paes da Cunha de Riba
e Joane Jardim Dias

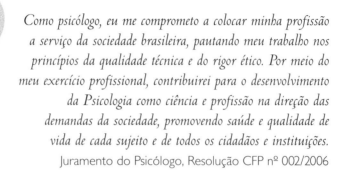

> *Como psicólogo, eu me comprometo a colocar minha profissão a serviço da sociedade brasileira, pautando meu trabalho nos princípios da qualidade técnica e do rigor ético. Por meio do meu exercício profissional, contribuirei para o desenvolvimento da Psicologia como ciência e profissão na direção das demandas da sociedade, promovendo saúde e qualidade de vida de cada sujeito e de todos os cidadãos e instituições.*
> Juramento do Psicólogo, Resolução CFP nº 002/2006

O homem pode ser compreendido como um ser dinâmico, instituído por uma esfera biológica que lhe garante o funcionamento vital com funções e estruturas psíquicas em constante interação com o meio social por intermédio de relações. Sendo assim, podemos compreender saúde não apenas por ausência de doença, mas também como um bem-estar biopsicossocial e espiritual do ser humano. Doença significa, portanto, perda da homeostase, o que leva o indivíduo a buscar um novo equilíbrio.

Dessa forma, doenças consideradas incuráveis e permanentes exigem que o indivíduo ressignifique sua existência, adaptando-se às limitações e condições geradas, sendo necessário estabelecer uma nova ligação com o viver e com a vida.

Em meio à relação entre médicos e psicólogos, sustentada por seus arcabouços teóricos e técnicos, surge a Psicologia da Saúde com a tarefa de intermediar essas partes sem perder de vista o verdadeiro motivo pelo qual se originou: o paciente. O que se pretende é facilitar a melhoria da qualidade de vida de pacientes, familiares e cuidadores, auxiliando, assim, nas questões que surgem com o prognóstico de uma doença fora dos recursos de cura.

Ao lidar com o sofrimento, a dor e a morte iminente deparamos com situações que geram tensão, angústia e conflitos emocionais, nas quais mecanismos de defesa psicológicos são ativados tanto nos pacientes como nos cuidadores e nos familiares, na tentativa de evitar ou aliviar a ansiedade. As diversas reações psicológicas dos indivíduos mediante acontecimentos de alto impacto emocional e de risco iminente de morte vêm modificando as formas de pensar e agir, influenciando, assim, as formas de atuação dos psicólogos. Por isso a necessidade de uma especialidade interdisciplinar voltada para o cuidado da pessoa em estado crítico, de forma ininterrupta, por uma equipe de profissionais de saúde com treinamento e competências específicas. Nesse âmbito de atuação, o psicólogo precisa estar instrumentalizado para lidar com episódios diversos de crises existenciais/acidentais com repercussões emocionais, em que o sofrimento psíquico apresenta-se modificado em razão das vivências no contemporâneo e das diferentes percepções dos grupos sociais.

O psicólogo que trabalha em uma equipe de cuidados paliativos é o profissional que desenvolve e aplica instrumentos de atuação dentro de diversas especificidades de atenção. Ele prioriza sempre a avaliação e a clínica psicológica, procurando alcançar metas e objetivos propostos a cada serviço de cuidados paliativos, além de ter como compromisso participar do cenário de transformações sociais, favorecendo as condições de saúde da comunidade como um todo. Os centros de cuidados paliativos caracterizam-se por serem ambientes de decisões difíceis, que implicam as pessoas com o limite vida-morte. Observa-se, no entanto, que níveis de tensão controlados, de alguma forma, são necessários à manutenção do equilíbrio e funcionamento psíquico.

Nesse sentido, são atribuições do psicólogo em uma equipe de cuidados paliativos: atuar junto à equipe interdisciplinar, acompanhando processos de acolhimento e reflexão sobre a tarefa assistencial dentro do projeto e especificidades de atuação; realizar observação, avaliação e acompanhamento dos pacientes, familiares e cuidadores dentro de uma rotina de atendimento; registrar o histórico, a evolução e as intervenções com o enfermo em prontuário individual; acolher, preparar e acompanhar os familiares e cuidadores para que participem do processo de cuidados do paciente com a equipe; acompanhar as informações

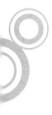

médicas/equipes, buscando facilitar o processo de comunicação e compreensão; atuar junto à equipe para promover discussões, reflexões e ações sobre cuidado e humanização, bem como desenvolver estudos e pesquisas com base na avaliação de protocolos assistenciais.

A OMS define cuidados paliativos como a abordagem para melhorar a qualidade de vida dos pacientes com doenças crônico-evolutivas, quando o organismo não responde aos tratamentos curativos, tornando prioridade o controle da dor e de sintomas psicológicos, sociais e espirituais. Dessa forma, os cuidados paliativos têm como meta promover o bem-estar geral de pacientes, cuidadores, familiares e da comunidade que os cerca, e a introdução dessa prática em hospitais públicos e privados brasileiros está relacionada ao aumento do número de pacientes portadores de doenças avançadas. Com base nessa demanda, profissionais buscaram conhecer, por meio de formação e cursos de especialização, técnicas efetivas para cuidar do paciente como um ser humano que sofre e que vivencia o processo de morrer a todo momento.

O psicólogo que trata de pacientes fora dos recursos de cura deve ter seu olhar voltado para a angústia desses enfermos, esforçando-se para auxiliá-los a encontrar possibilidades para lidar melhor com seus sofrimentos. A concretização desse esforço depende de profissionais que necessitam ser preparados de forma humanizada e com o olhar voltado para o ser existindo no mundo, sendo a doença um fato que não diminui a integridade do ser humano, que continua a ter direito de viver e morrer com dignidade. A solicitude deve ser um ato de doação, a fim de ajudar a pessoa enferma no transcurso das diversas fases de sua doença. O que importa para o psicólogo nesse momento é cuidar do ser, tendo o olhar voltado para aquilo que se acha além da doença e da morte e não para a doença em primeiro lugar.

Vivenciar o processo da morte é uma experiência nova e única para qualquer ser humano. A preocupação com os familiares que ficam, o medo do desconhecido diante da morte, de um possível sofrimento no momento da morte e de estar sozinho quando tudo isso acontecer são sentimentos comuns e geram intenso sofrimento psíquico para o doente. Reflexões sobre o processo de revisão de vida também são frequentemente realizados e podem trazer angústias para o paciente que tem assuntos inacabados ou conflitos a serem resolvidos.

Mesmo quando não é mais possível verbalizar seus anseios, o paciente demonstra de maneira não verbal e fisiológica seu sofrimento e ansiedade. Nesse sentido, é necessário que o psicólogo ofereça não só apoio emocional, mas também compreensão. É fundamental que o paciente não se sinta abandonado, saiba que tem alguém olhando e cuidando dele.

A espiritualidade é outro aspecto importante para o paciente fora dos recursos de cura, pois auxilia no enfrentamento da dor e do sofrimento, imprimindo-lhe algum significado.

Prestar assistência espiritual ao paciente não é fácil para os profissionais de saúde. A espiritualidade é frequentemente confundida com religiosidade, e as crenças do outro nem sempre são compreendidas, respeitadas e aceitas. Soma-se a isso o fato de que, no modelo biomédico, o cuidado ao corpo biológico é priorizado em detrimento à assistência ao indivíduo como ser biopsicossocial e espiritual.

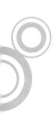

No entanto, é dever do psicólogo identificar a angústia espiritual e oferecer auxílio. A presença compassiva, o comportamento empático, a escuta ativa dos medos, dores e anseios, dando oportunidade de expressão ao paciente são maneiras de prestar auxílio espiritual.

Assim, a relação profissional-paciente que se estabelece diante da realidade da morte pode acontecer no reconhecimento de que nada sabemos sobre ela. Porém, tendo ideia do sofrimento e da angústia do paciente, faz-se necessário buscar informações a respeito da vivência dessas pessoas a fim de resgatar a vida enquanto houver vida, como princípio ético. Prestar-lhes cuidados deve se constituir numa cumplicidade que se dá no sentir, antes mesmo do falar.

Todo o trabalho deve ser conduzido de modo que a interação profissional-paciente se organize enquanto uma práxis que oriente um caminho criativo e transformador, com base em uma busca compartilhada de soluções possíveis para os problemas de existência concreta do paciente.

É importante ter presente que a compreensão dos fatores psíquicos existentes em qualquer enfermidade não é casual. As relações de compreensão existem em todas as doenças humanas, e isso não significa, entretanto, que possamos curá-las somente com atendimento psicológico. Indica, sim, que qualquer enfermidade humana será mais bem tratada se cuidarmos dos problemas psicológicos que a envolvem, sempre.

Os cuidados paliativos desenvolveram-se, em grande parte, como resultado da visão e inspiração inicial de Cicely Saunders, fundadora do Saint Christopher Hospice, em 1967, que cunhou a expressão "dor total", a qual inclui, além da dor física, a dor mental, social e espiritual. Não considerar esse conceito mais abrangente da dor trata-se de uma das principais causas pelas quais os pacientes não recebem alívio adequado para seus sintomas dolorosos. É na filosofia do hospice – preocupado com a viabilização dos cuidados paliativos – que vemos a integralidade do ser humano no cuidado da dor e do sofrimento. Não se deve investir terapeuticamente para curar diante da morte iminente e inevitável, pois isso se torna uma simples agressão à dignidade da pessoa.

O conhecimento de uma doença terminal desencadeia, no paciente, na família e na equipe de saúde, aspectos importantes a serem considerados.

Vale ressaltar que o curso progressivo das doenças fora dos recursos terapêuticos de cura leva os pacientes à dependência e gera dificuldades de grande magnitude, tanto para o próprio paciente quanto para a família e para os cuidadores. De acordo com Kübler-Ross (1998), deve-se levar em conta que os familiares desempenham papel preponderante, e suas reações e atitudes contribuem de forma direta para a própria reação do paciente. Ainda segundo a autora, convém que os familiares sejam encorajados a partilhar as preocupações comuns. É irreal acreditar que as máscaras de disfarces da dor sejam mais facilmente aceitas pelo paciente que a emoção genuína de alguém querido que sofre junto a essa dolorosa realidade.

Sabe-se, então, que o diagnóstico de uma doença crônica e/ou incurável vem associado à possibilidade de morte e costuma desencadear uma crise familiar. É uma situação que exige mudança de papéis, atitudes e comportamentos, além da busca de estratégias para enfrentar a nova realidade (Scarlatelli et al., 2005).

Para Kovács (1992 apud Amaral, 2003), "Ao saber do diagnóstico de uma doença grave a família passa pelos mesmos estágios que o paciente, e a forma de enfrentamento vai depender da estrutura de cada um e da relação entre eles. É frequente surgir perda em vida, luto antecipado, ambivalência de sentimentos, impotência, culpa e tentativa de reparação."

O atendimento psicológico à família é fundamental na medida em que desempenha papel importante, pois suas reações muito contribuem para a recuperação do paciente. Por meio do acompanhamento aos familiares, podem-se propiciar meios para que eles vivenciem seus conflitos relacionados à doença. De acordo com Simonton (1987), o aconselhamento psicológico familiar é útil para alargar a comunicação e proporcionar um clima de segurança para enfrentar os problemas que podem originar ansiedade.

Dessa forma, percebe-se a influência das diversas reações emocionais expressas pela família no processo de recuperação do paciente, já que, ao manter um equilíbrio emocional, a família viabiliza uma melhoria na qualidade de vida do doente, que se encontra fragilizado, podendo, assim, resgatar sua autoimagem e sua autoestima.

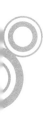

A equipe de saúde também sofre influência direta dessa situação do adoecer e da iminência da morte. A discussão sobre a vida e a morte não está suficientemente integrada na sociedade atual, e isso também não é exceção para aqueles que prestam cuidados de saúde. Os profissionais de saúde são daqueles que mais se confrontam com o limiar vida e morte, o sofrimento humano, a dor e a perda. No entanto, é sabido que, apesar de algumas iniciativas recentes, é ainda precária a preparação e o treinamento para enfrentar essas realidades, de forma que lhes permita o cumprimento pleno da sua missão: estar ao lado dos que sofrem problemas de saúde e ajudá-los.

A delicada relação entre o cuidador profissional e o indivíduo ao final da vida permite inferir que a humanização, muitas vezes, está longe de acontecer. "Não é necessariamente o local que humaniza a relação terapêutica, mas, sim, o interesse empático que o profissional desenvolve pelo paciente" (Floriani, 2004; p. 991). Se o objetivo é aperfeiçoar a qualidade dos cuidados oferecidos a essa população, torna-se fundamental reconhecer as necessidades dos cuidadores formais e estabelecer estratégias de suporte para esses profissionais.

Manter e aprimorar a saúde mental dos trabalhadores é essencial para os próprios profissionais de saúde, bem como para a qualidade dos cuidados oferecidos aos indivíduos. Algumas estratégias sugeridas para melhorar a saúde mental dos profissionais de saúde em cuidados paliativos são: manter uma cultura de cuidados paliativos; dar treinamento em comunicação e gerenciamento; oferecer supervisão clínica adequada e que inclua as diversas dimensões dos cuidados ao indivíduo (física, social, psicológica e espiritual); e disponibilizar um serviço de psicologia independente, que atenda problemas de caráter pessoal e aqueles relacionados ao trabalho (Ramirez, 1998).

Existe um mito responsável por um dos grandes medos do século atual, que é o do sofrimento na hora da morte. Kovács (1992) nos apresenta essa abordagem ao afirmar que há uma crença arraigada de que o processo de morte é sempre acompanhado de dor e de sofrimento insuportáveis, enfatizando que essa situação faz com que pessoas se afastem de pacientes gravemente enfermos temendo o que chamam de "se contagiar" com o sofrimento e com a sensação de impotência, de nada poderem fazer. Nesse momento é também papel do psicólogo dar apoio e orientar familiares, cuidadores e equipe, com o objetivo de ajudar os pacientes no processo do morrer, auxiliando-os a viver com qualidade, nos princípios da ética.

É preciso tirar a morte de seu esconderijo e ter em mente que o morrer é o desfecho final e natural da vida. A vida inclui a morte.

O fracasso não é a perda de um paciente por morte; o fracasso é não proporcionar uma finitude digna, respeitosa. Mata-se o paciente ainda em vida quando este é abandonado porque sua doença é incurável.

> *A morte pertence à vida, como pertence o nascimento.*
> *O caminhar tanto está em levantar o pé como em pousá-lo no chão.*
> Tagore. "Pássaros Errantes". In: Kübler-Ross, p. 275

Referências Bibliográficas

AMARAL, M. T. C. "Vivenciando o câncer com arte". In: CARVALHO, Maria Margarida, M. J. de (org.). *Introdução à Psico-oncologia*. São Paulo: Livro Pleno, 2003, pp. 121-139.

ARIÈS, Philippe. *História da morte no Ocidente*. Rio de Janeiro: Ediouro, 2003.

BIRMAN, Joel. Physis da saúde coletiva. In: "Physis". *Revista de Saúde Coletiva*. Rio de Janeiro: IMS/UERJ/Relume-Dumará, 1991, vol. 1, nº 1.

BROMBERG, Maria Helena Pereira Franco. "Famílias enlutadas". In: CARVALHO, Maria Margarida, M. J. de (org.). *Introdução à Psico-oncologia*. São Paulo: Livro Pleno, 2003.

BROMBERG, M. H. P. F. et al. *Vida e morte: laços da existência*. São Paulo: Casa do Psicólogo, 1996.

CAMARGO, K. R. "A Biomedicina". In: *Physis. Revista de Saúde Coletiva*. Rio de Janeiro: IMS/UERJ/CEPESC/EDUERJ, 1997, vol.7, nº 1.

CONSELHO FEDERAL DE PSICOLOGIA. Disponível em: www.pol.org.br. Acesso em: 14 jun. 2007.

FLORIANI, C. A.; SCHRAMM, F. R. "Atendimento domiciliar ao idoso: problema ou solução". *Caderno de Saúde Pública*, 2004; 20:986-94.

FRANCO, M. H. P. *Nada sobre mim sem mim*. São Paulo: Livro Pleno, 2005.

KÓVACS, M. J. *Morte e desenvolvimento humano*. São Paulo: Casa do Psicólogo, 1992.

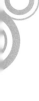

_____. *Educação para a morte*. São Paulo: Casa do Psicólogo, 2003.

KÜBLER-ROSS, Elizabeth. *Sobre a morte e o morrer*. São Paulo: Martins Fontes, 1998.

MANNONI, M. *O nomeável e o inominável: a última palavra da vida*. Rio de Janeiro: Jorge Zahar, 1995.

RAMIREZ, A.; ADDINGTON-HALL, J.; RICHARDS, M. *The carers*. BMJ 1998; 324:1291-2.

SAUNDERS, C. *Hospice and palliative care: an interdisciplinary approach*. Londres: Edward Arnold, 1991.

SILVA, C. O. "Trabalho e subjetividade no hospital geral". In: *Psicologia ciência e profissão*. Rio de Janeiro, 1998, ano 18, nº 2.

SIMONTON, O. C.; SIMONTON, S. M.; CREIGHTON, J. L. *Com a vida de novo: uma abordagem de auto-ajuda para pacientes com câncer*. São Paulo: Summus, 1987.

Fisioterapeutas

Lia Machado Pimentel

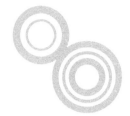

Atualmente, a maioria dos pacientes com diagnóstico de câncer convive bastante tempo com a doença. Por isso, temos o desafio de tratar uma enfermidade crônica, compreendendo as necessidades desses pacientes e de seus familiares. A literatura existente, embora pequena em quantidade, demonstra a grande contribuição que a reabilitação proporciona aos pacientes portadores de câncer em cuidados paliativos, na manutenção de suas funções e na melhoria da qualidade de vida. O Código de Ética Profissional de Fisioterapia e Terapia Ocupacional (Coffito, 1978) determina ser responsabilidade do fisioterapeuta o envolvimento com o tratamento de pacientes terminais.

O papel do fisioterapeuta nos cuidados paliativos é participar no alívio da dor e dos sintomas, minimizar complicações e melhorar o conforto e a qualidade de vida dos pacientes. O tratamento deve estimular a independência funcional – sempre que possível, contribuindo para a autoestima e a dignidade do paciente. Nas crianças, é importante preservar ao máximo as funções e dar andamento ao desenvolvimento motor até onde for possível.

A fisioterapia, quando solicitada precocemente nos cuidados paliativos, contribui muito para a prevenção das complicações advindas do câncer e do seu tratamento e das alterações decorrentes de internações prolongadas ou períodos longos de imobilidade ou desuso. Em muitos casos, os pacientes são restringidos ao leito desnecessariamente, até mesmo pelos seus familiares, quando, na verdade, são capazes de realizar atividades e ter independência.

Especificamente nos casos de câncer, o desuso pode ser agravado pela quimioterapia e pela radioterapia. A fisioterapia pode ajudar nos cuidados com a pele e com as articulações, nos casos de radioterapia, e na manutenção das funções com um programa de exercícios leves, durante a quimioterapia.

A fisioterapia também atua na prevenção de úlceras de decúbito, com orientações posturais e mudanças de decúbito frequentes, e na profilaxia da Trombose Venosa Profunda (TVP), muito comum nos pacientes com câncer, com exercícios antitrombóticos (bomba de panturrilha) e estímulo à deambulação para os pacientes que não estejam restritos ao leito.

Para avaliar a capacidade funcional (*performance status*) dos pacientes, duas escalas são adotadas pelos profissionais da área oncológica: a de Zubrod e a de Karnofsky, ambas descritas no quadro a seguir.

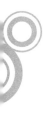

Performance status

ESCALA DE ZUBROD (ECOG)	ESCALA DE KARNOFSKY (%)
PS 0 - Atividade normal	100 - nenhuma queixa: ausência de evidências da doença
	90 - capaz de levar vida normal; sinais menores ou sintomas da doença
PS 1- Sintomas da doença, mas deambula e leva seu dia a dia normal	80 - com o esforço, alguns sinais ou sintomas da doença
	70 - capaz de cuidar de si mesmo; incapaz de levar suas atividades normais ou exercer trabalho ativo
PS 2 - Fora do leito mais de 50% do tempo	60 - necessita de assistência ocasional, mas ainda é capaz de prover a maioria de suas atividades
	50 - requer assistência considerável e cuidados médicos frequentes

continua

continuação

ESCALA DE ZUBROD (ECOG)	ESCALA DE KARNOFSKY (%)
PS 3 - No leito mais de 50% do tempo, carente de cuidados mais intensivos	40 - incapaz; requer cuidados especiais e assistência
	30 - muito incapaz; indicada hospitalização, apesar da morte não ser iminente
PS 4 - Preso ao leito	20 - muito debilitado; hospitalização necessária; precisando de tratamento de apoio ativo
	10 - moribundo; processos letais progredindo rapidamente

Fonte: Pfalzer, 1995

A discussão de casos entre profissionais é extremamente útil, pois acrescenta dados sobre o caso e sobre as diretrizes do tratamento, contribuindo para o crescimento profissional e o êxito do atendimento.

Referências Bibliográficas

COFFITO. *Código de ética profissional de fisioterapia e terapia ocupacional.* Resolução nº 10, de 3 de julho de 1978. Disponível em: www.coffito.corg.br. Acesso em: 27 ago. 2007.

DELISA, Joel A. *A History of Cancer Rehabilitation.* Nova York: Cancer Supplement, v. 92, nº 4, agosto de 2001, pp. 970-974.

FRIEDRICH, Celene F. et al. "O papel do fisioterapeuta no tratamento oncológico". In: BARACAT, Fausto F. et al. *Cancerologia atual: um enfoque multidisciplinar.* São Paulo: Roca, 2000, pp. 198-204.

GERBER, Lynn H. *Cancer Rehabilitation into the Future.* Nova York: Cancer Supplement, v.92, nº 4, agosto de 2001, pp. 975-979.

_____ et al. "Rehabilitation of the Cancer Patient". In: DE VITA, Vicent T.; HELLMAN, S.; ROSENBERG, S. A. *Cancer: Principles and Practice of Oncology.* 5. ed. Filadélfia: Lippincott-Raven Publisher, 1997, pp. 2.925-2.956.

MARCUCCI, Fernando C. I. "O papel da fisioterapia nos cuidados paliativos a pacientes com câncer". In: *Revista Brasileira de Cancerologia*, v. 51, nº 1, 2005, pp. 67-77.

Nutricionistas

Ignez Magalhães de Alencastro

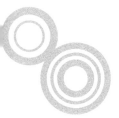

O DECLÍNIO DO ESTADO NUTRICIONAL do paciente com câncer ocorre por causa da progressão da enfermidade e em razão dos efeitos colaterais do tratamento instituído. A desnutrição é evidente, e a anorexia torna-se um fator de deterioração progressiva com o avançar da doença. A presença da síndrome de caquexia-anorexia altera substancialmente o metabolismo, gerando perda de apetite e de peso, o que compromete o bem-estar do paciente.

A conduta dietoterápica fundamentada tradicionalmente em indicadores antropométricos e bioquímicos para a avaliação e monitoração do estado nutricional assume um valor secundário na fase paliativa. Se na fase curativa a manutenção ou recuperação do peso corporal é de suma importância, para o paciente com doença avançada tal conduta pode ocasionar sentimentos de ansiedade, medo, incapacidade e depressão.

Neste novo momento, o principal objetivo da abordagem nutricional em cuidados paliativos é o controle de sintomas decorrentes da evolução da doença e dos tratamentos atual e/ou pregresso. Dentre os principais sintomas apresentados no câncer avançado, aos quais o nutricionista deverá estar atento, destacam-se: a fadiga, a dor, a dispneia, a hemorragia, o edema e a ascite, as náuseas e os vômitos, a constipação intestinal, a diarreia, a disfagia, a xerostomia, a pirose, a sialorreia e a disgeusia.

As estratégias dietoterápicas deverão pautar-se, principalmente, no estado funcional, na anamnese alimentar e nos princípios bioéticos de autonomia, beneficência, não maleficência e justiça, tendo como meta proporcionar satisfação e conforto, buscando primordialmente a qualidade de vida. O nutricionista é instado a repensar a sua conduta quando compreende que a alteração do peso corporal e da ingestão quantitativa de alimentos é, na maioria dos casos, fonte de ansiedade e frustração para o paciente já mobilizado pela modificação de sua autoimagem, pela presença da anorexia e pela perda ou diminuição de funções fisiológicas importantes.

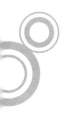

A educação nutricional continuada em conjunto com a abordagem da equipe interdisciplinar é fundamental para reduzir a ansiedade do cuidador, que deverá aprender a valorizar cada esforço do seu paciente, sem que venha a forçar a ingestão alimentar como forma de cura. Deve-se incitar tanto o paciente quanto o cuidador a pensar na alimentação principalmente de forma qualitativa.

O conhecimento dos hábitos, das crenças, dos valores, das emoções, das satisfações, dos desejos alimentares e das possibilidades financeiras propicia maior aproximação do nutricionista com a realidade objetiva, funcional e emocional do paciente, o que possibilita uma avaliação mais eficaz e, consequentemente, melhores resultados práticos.

Dessa forma, a intervenção nutricional deve levar em conta, além do desejo do paciente, o valor simbólico da alimentação como representação de vida e de estar vivo. Com a progressão da enfermidade e o surgimento de limitações, a alimentação torna-se um dos poucos meios de expressão e autonomia. Isso pode significar que, em determinado momento, o nutricionista, em conjunto com a equipe interdisciplinar, autorize uma conduta alimentar que transgrida a terapêutica indicada a fim de proporcionar a realização e a satisfação do consumo de alimentos específicos. Entretanto, deverá ficar bem claro ao paciente, ao cuidador e a todos da equipe o caráter excepcional da medida, procedimento que não deve ser confundido com uma conduta permissiva e liberal da nutrição por estar atuando em cuidados paliativos. A excepcionalidade encontra limite no princípio da não maleficência, delimitando, assim, o consumo alimentar.

Desenvolver uma escuta atenta às ansiedades, aos medos e às frustrações, compreendendo que a alimentação possui um simbolismo importante de vida, pode propiciar um estreitamento da relação entre o paciente, o cuidador/família e o nutricionista, abrindo um canal de comunicação que pode ajudar no processo de aceitação das alterações fisiológicas e no empenho das modificações nutricionais necessárias. O preparo para essa aproximação requer uma relação mais humanizada, além do comprometimento com a técnica e a razão científica.

O vínculo de afetividade, segurança, confiabilidade projetado pelo paciente pode ser direcionado a qualquer um da equipe. Assim, a interdisciplinaridade torna-se fundamental para troca de informações entre os profissionais de saúde, de modo que sinalize demandas específicas do tratamento.

Embora o propósito do nutricionista seja o de alimentar, nutrir e manter a vida em sua melhor qualidade, ele deve perceber e aceitar o momento de suspender a alimentação e incentivar gestos de carinho e de compreensão. A dor de não mais alimentar transpõe a relação alimentação-vida e aflige e emociona a todos os envolvidos.

A humanização das relações interpessoais e o trabalho em e com a equipe interdisciplinar são imprescindíveis, porque tanto o doente e o cuidador/familiar quanto o profissional paliativista necessitam de atenção. O encontro com a finitude, a dor, a incapacidade, a frustração e a impotência não deve ser recalcado, e sim trabalhado e elaborado internamente para que a própria vida seja reformulada e reencontrada, o que irá possibilitar a escolha de melhores soluções e estratégias de conforto ao paciente. ✿

Referências Bibliográficas

CORDEIRO, R. M. S.; FIALHO, L.; SOCHACKII, M.; SILVA, A. C.; NEVES, M. *A dor de não mais alimentar*. In: Pôster II. Encontro Internacional sobre Luto e Cuidados Paliativos, 2007.

DE SIMONE, G. G. "Cuidados Paliativos y Bioética". In: *Acta Bioéthica,* ano VL, nº 1, 2000.

NAYLOR, C. "Anorexia e caquexia em câncer: cuidados paliativos". In: *Revista Prática Hospitalar*, ano VIII, nº 47, set.-out./2006, pp. 41-44.

Silva, M. P. N. "Síndrome da Anorexia-Caquexia em portadores de câncer". In: *Revista Brasileira de Cancerologia.* 2006, 52(1):59-77.

Schra, F. R. "A Bioética, seu desenvolvimento e importância para as ciências da vida e da saúde". In: *Revista Brasileira de Cancerologia*, 2002. 48(4)609-615.

Snetselaar, L. G. "Aconselhamento para mudança". In: Mahan, L. K., Stump, S. E. *Alimentos, Nutrição e Dietoterapia.* 11. ed. São Paulo: Rocca, 2005, p. 497.

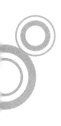

Farmacêuticos

MARCO ANTONIO DA ROCHA E
PATRICIA MARQUES S. CARNEIRO

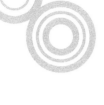

O SÉCULO XX FOI MARCADO POR grandes avanços científicos na área médica, como a elucidação de mecanismos envolvidos na biologia celular e molecular do câncer, entre elas:
- Descoberta de genes envolvidos com a superexpressão de proteínas tumorais.
- Descoberta dos marcadores tumorais.
- Fabricação de fármacos com base em anticorpos monoclonais obtidos por tecnologia do DNA recombinante.

Essas tecnologias revolucionaram a Medicina e permitiram um avanço tecnológico que culminou na melhoria das condições de vida da população.

Nesse contexto, adveio a necessidade de garantir maior qualidade de vida, surgindo, então, os cuidados paliativos para o tratamento de doenças degenerativas e outras enfermidades, principalmente, o câncer (Chiba, 2006).

Segundo o conceito da OMS (2002):

> Cuidado paliativo é uma abordagem que incrementa a qualidade de vida dos pacientes e seus familiares, enfrentando o problema associado à doença grave, por meio da prevenção e alívio do sofrimento, o que significa uma identificação precoce e avaliação impecável para o tratamento da dor e do problema físico, psicossocial e espiritual.

Para atuar nesse campo, é necessário possuir formação especializada e saber lidar com uma abordagem multiprofissional e interdisciplinar. E, nesse cenário, o papel do profissional nem sempre é o de curar, já que a cura pode não ser viável, mas sim o de aliviar o sofrimento e cuidar sempre (Silva, 2006), tornando o farmacêutico um profissional essencial, já que muitos desses pacientes fazem uso da polifarmácia. O farmacêutico atua com as equipes de cuidados paliativos, garantindo a melhor efetividade da terapêutica farmacológica, e isso se estabelece por meio das seguintes atribuições (Almeida, 2004):

- Controlar a dispensação de medicamentos psicotrópicos e entorpecentes sujeitos a controle especial, conforme Portaria nº 344 de 1998, do Ministério da Saúde.
- Elaborar rotinas para dispensação de medicamentos.
- Elaborar relatórios periódicos sobre consumo, custo e frequência de uso de medicamentos.
- Fornecer informações para subsidiar a Política de Uso Racional de Antimicrobianos (Portaria nº 2.616 de 1998, do Ministério da Saúde) que, segundo a American Society of Health-System Pharmacists (ASHP, 1998), é a principal atividade da farmácia no controle de infecções hospitalares.
- Fornecer informações sobre incompatibilidades físico-químicas.
- Fornecer informações sobre apresentações e principais interações medicamentosas entre os grupos farmacológicos.
- Estabelecer políticas internas na farmácia, abrangendo procedimentos e programas para evitar a contaminação de medicamentos produzidos e dispensados.
- Participar de programas de farmacoepidemiologia, principalmente aqueles relacionados a estudos de utilização de medicamentos e farmacovigilância.
- Participar das reuniões da equipe multiprofissional.
- Desenvolver atividades de treinamento e reciclagem de recursos humanos e orientação aos pacientes, seja verbal ou escrita.

No anexo (p. 217), estão listados alguns medicamentos utilizados como suporte na terapêutica.

Referências Bibliográficas

ALMEIDA, J. R. C. *Farmacêuticos em oncologia: uma nova realidade.* São Paulo: Atheneu, 2004.

BRASIL. Ministério da Saúde. "Portaria nº 2.616, de 12 de maio de 1998. Controle de infecção hospitalar". *Diário Oficial da União*, Poder Executivo, de 13 de maio de 1998.

BRASIL. Ministério da Saúde. "Portaria SVS/MS nº 344, de 12 de maio de 1998. Aprova o regulamento técnico sobre substâncias e medicamentos sujeitos a controle especial". *Diário Oficial da União*, 1 de fevereiro de 1999.

CHIBA, T. "Introdução e considerações sobre cuidados paliativos". In: *Revista Racine*, Edição 92, 2006.

ORGANIZAÇÃO MUNDIAL DE SAÚDE. *Definição de cuidados paliativos segundo a Organização Mundial de Saúde*, 2002.

SILVA, M. J. P. *O amor é o caminho*. 3. ed. São Paulo: Loyola, 2006.

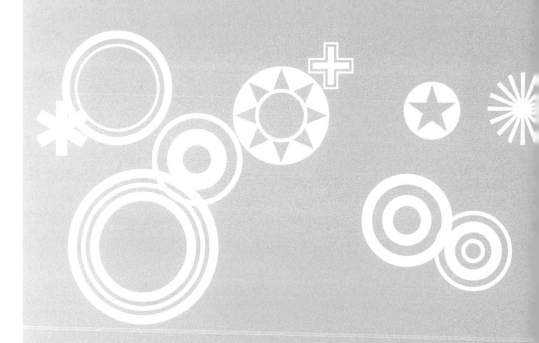

Parte 2

Sintomas Gastrointestinais

Jeane Juver

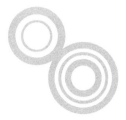

Xerostomia

Definição:
Boca seca.

Causas:
- Redução da produção de saliva (desidratação).
- Desordens estruturais das glândulas salivares (radioterapia, cirurgias, infiltração tumoral, obstrução dos dutos salivares).
- Idade.
- Ansiedade.
- Drogas (opioides, diuréticos, anticolinérgicos, antidepressivos, anticonvulsivantes).
- Lesão de mucosa (erosão, infiltração tumoral, radioterapia).
- Aumento da evaporação (respiração bucal, tabagismo, oxigenoterapia).

Tratamento:
- Cuidados com a boca:
    - Oferecer líquidos com frequência.
    - Oferecer alimentos ácidos, que estimulam a salivação (cuidado com lesões).

- Mastigar gelo ou cravo-da-índia.
- Manter a boca e os lábios limpos.
- Escovar dentes e língua com escova macia.
- Bochechar com soluções antissépticas (Cepacol®, Listerine®).
- Tratar lesões e infecções secundárias.

✺ Tratamento farmacológico:
- Silagogos – betanecol, neostigmine, pilocarpina (são pouco tolerados em razão dos efeitos colaterais).
- Saliva artificial – solução de soro fisiológico, cologel, glicerina (8:1:1).
- Saliva spray.

Estomatite

Definição:
Inflamação ou ulceração da boca, habitualmente muito dolorosa, comprometendo a nutrição e a administração de medicamentos.

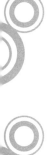

Causas:
✺ Quimioterapia.
✺ Radioterapia.
✺ Xerostomia.
✺ Má higiene oral.
✺ Desnutrição.
✺ Infecção.
✺ Uso de drogas.

Tratamento:
✺ Preventivo:
- Higiene bucal com solução de bicarbonato de sódio (1 colher de chá de bicarbonato de sódio em 1 copo de água limpa).

✺ Tratamento da dor:
- Lidocaína gel – 1 colher de chá a cada 4 horas.

✺ Infecções secundárias:
  ✱ Candidíase:
  - Nistatina suspensão 100.000U/ml – bochechar e engolir o conteúdo de 1 conta-gotas a cada 4 horas.

- Cetoconazol 200mg – 1 comprimido VO ao dia por 10 dias.
- Fluconazol 150mg – 1 comprimido VO ao dia por 5 dias.

✱ Infecção Bacteriana:
- Antibioticoterapia específica para o germe isolado.

✱ Infecção Viral:
- Aciclovir 200mg – 1 comprimido VO a cada 4 horas por 7 a 10 dias.

Náuseas e Vômitos

Definição:
Náusea é a sensação desagradável de ânsia de vômito.
Vômito é a expulsão do conteúdo gástrico através da boca, causada por uma contração vigorosa dos músculos abdominais e do diafragma.

Causas:
- Drogas (anticolinérgicos, opioides, antidepressivos tricíclicos, neurolépticos, quimioterápicos).
- Radioterapia.
- Falência autonômica (infiltração de nervo, síndrome paraneoplásica, diabetes).
- Ascite.
- Hepatomegalia.
- Alterações metabólicas (hipercalcemia, hiponatremia, insuficiência hepática e renal).
- Infiltração ou compressão tumoral do estômago ou intestino superior.
- Gastrite e/ou úlcera péptica.

Tratamento:
- Tratamento da causa básica.
- Orientações dietéticas.
- Tratamento farmacológico – drogas antieméticas:
  - Metoclorpramida 10mg – 1 comprimido VO ou ampola IM ou EV a cada 4 ou 6 horas.
  - Bromoprida 10mg – 1 comprimido VO a cada 4 ou 6 horas.

- Domperidona 10mg – 2 comprimidos VO, ou 10mg EV ou IM, 15 a 30 minutos antes das principais refeições.
- Ondasetrona 8mg – 1 comprimido VO a cada 8 horas.
- Haloperidol – 1mg a 2mg/dia VO.
- Dexametasona 4mg – 1 comprimido VO a cada 6 ou 8 horas.
- Octeotride – 0,1mg SC a cada 8 horas.
- Propofol – 10mg EV a cada 4 horas.

Ascite

Definição:
Aumento do volume do líquido peritoneal.

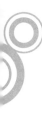

Causas:
- Doença peritoneal (infiltração tumoral, infecção, inflamação).
- Obstrução linfática.
- Obstrução venosa.
- Hipoalbuminemia (desnutrição, hepatopatia, perda proteica).

Tratamento:
- Tratamento da causa básica:
  - Quimioterapia.
  - Radioterapia.
  - Reposição proteica.
  - Antibioticoterapia.
- Tratamento farmacológico – diuréticos:
  - Furosemida 40mg – 1 comprimido VO às 8h e 14h.
  - Espironolactona 100mg – 1 a 2 comprimidos VO às 8h.
- Paracentese de alívio.

Soluços

Definição:
Reflexo respiratório patológico, caracterizado por espasmos uni ou bilaterais do diafragma, ocasionando uma rápida inspiração com fechamento das cordas vocais.

Causas:
- Irritação dos ramos do nervo vago (distensão gástrica, peritonite, pneumonia).
- Irritação do nervo frênico (tumor mediastinal, torácico, diafragmático ou cervical).
- Patologia do sistema nervoso central (tumor intracraniano, irritação química ou meningite).
- Dexametasona EV (quando administrada rapidamente).

Tratamento:
- Estimulação de faringe:
  - Manter água gelada na orofaringe.
  - Administrar leve massagem no palato.
- Tratamento farmacológico:
  - Metoclorpramida 10mg – 1 comprimido VO a cada 6 ou 8 horas.
  - Nifedipina 10mg – 1 comprimido VO a cada 12 horas.
  - Baclofeno 10mg – 1/2 a 1 comprimido VO a cada 12 horas.
  - Haloperidol – 1mg a 2mg/dia VO.
  - Clorpromazina – 10mg a 25mg VO a cada 8 ou 12 horas.
  - Levopromazina – 25mg VO à noite.
  - Gabapentina – 300mg a 600mg a cada 8 horas.

Pirose, Azia e Plenitude Pós-Prandial

Definição:
Pirose é dor em queimação retroesternal.
Azia refere-se à dor em queimação epigástrica.
Plenitude pós-prandial trata-se da sensação de saciedade precoce.

Causas:
- Esofagite, gastrite e/ou úlcera péptica.
- Síndrome do estômago pequeno (linite plástica, gastrectomia).
- Síndrome de compressão gástrica (hepatomegalia).
- Aerofagia.
- Doença pancreática (pancreatite e adenocarcinoma de pâncreas).
- Doença das vias biliares (colecistite, câncer das vias biliares).

Tratamento:
- Orientações alimentares.
- Tratamento farmacológico:
    * Antiácidos:
        - Hidróxido de alumínio –1 colher de sopa VO a cada 4 horas.
        - Hidróxido de magnésio – 1 colher de sopa VO a cada 4 horas.
    * Bloqueadores H_2:
        - Cimetidina – 200mg VO a cada 8 horas.
        - Ranitidina – 150mg VO a cada 8 horas ou 300mg VO a cada 12 horas.
    * Inibidores da bomba de prótons:
        - Omeprazol – 20mg VO a cada 12 horas ou 40mg a cada 24 horas.
        - Lansoprazol – 30mg VO a cada 24 horas.
        - Esmeprazol Magnésio – 20mg a 40mg/dia VO por 4 semanas.
    * Gastrocinéticos:
        - Metoclorpramina 10mg – 1 comprimido VO ou 1 ampola IM ou EV a cada 4 ou 6 horas.
        - Bromoprida 10mg – 1 comprimido VO a cada 4 ou 6 horas.
        - Domoperidona – 1 comprimido VO 3 vezes ao dia, 15 a 30 minutos antes das refeições.

Disfagia

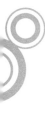

Definição:
Dificuldade para engolir.

Causas:
- Fase bucal (obstrução tumoral, infecção, radiação, quimioterapia, xerostomia, cirurgia local, disfunção de nervo craniano, lesão cerebral, debilidade).
- Fase faríngea (obstrução tumoral, compressão extrínseca, infecção, radiação, quimioterapia, xerostomia, cirurgia local, disfunção de nervo craniano, lesão cerebral, debilidade).
- Fase esofagiana (obstrução tumoral, compressão extrínseca, infecção, radiação, refluxo, cirurgia local, infiltração do plexo mural, ansiedade).

Tratamento:
- Orientações dietéticas.
- Orientações posturais.
- Cirurgia.
- Radioterapia.
- Tratamento farmacológico – corticosteroides:
  - Dexametasona 4mg – 1 comprimido VO a cada 8 horas.
- Nutrição parenteral.

Hemorragia Digestiva Alta

Definição:
Eliminação de sangue oriundo do trato digestivo alto (esôfago, estômago, duodeno).

Causas:
- Doenças do esôfago (esofagite, infiltração maligna, varizes de esôfago, síndrome de Mallory Weiss).
- Doenças do estômago e duodeno (gastrite, úlcera péptica, infiltração tumoral).
- Alterações da coagulação.

Tratamento:
- Reposição volêmica.
- Hemotransfusão.
- Tratamento da causa básica.

Hemorragia Digestiva Baixa

Definição:
Eliminação de sangue oriundo do trato digestivo baixo (jejuno, íleo, cólon, reto, ânus).

Causas:
- Doença retal (tumor, infecção, radioterapia, quimioterapia, hemorroida).

- Doença do cólon (tumor, infecção, radioterapia, quimioterapia, doença diverticular).
- Alterações da coagulação.

Tratamento:
- Reposição volêmica.
- Hemotransfusão.
- Tratamento da causa básica.

Diarreia

Definição:
Aumento da frequência das evacuações, habitualmente acompanhadas por alterações na consistência das fezes.

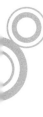

Causas:
- Dietéticas (excesso de fibras, complementos entéricos, álcool).
- Drogas (laxantes, antibióticos, quimioterápicos, antiácidos, anti-inflamatórios).
- Cirurgia prévia (vagotomia, gastrectomia, colectomia).
- Câncer.
- Hemorragia.
- Infecção.
- Inflamação.
- Síndrome de má absorção.
- Ansiedade.
- *Diabetes Mellitus.*
- Hipotiroidismo.
- Obstrução intestinal.

Tratamento:
- Medidas gerais:
  - Dieta constipante.
  - Hidratação (oral ou venosa).
- Tratamento da causa básica.

- Tratamento farmacológico:
    - Loperamida – iniciar com 2mg a 4mg VO, seguido de 1mg a 2mg VO a cada 8 horas, até a obtenção de duas evacuações diárias.
    - Kaolin – 2mg a 6mg VO a cada 4 horas. Uso após cada evacuação até no máximo 16mg/dia.
    - Codeína – 15mg a 60mg VO a cada 4 horas.
    - Octreotede – 0,1mg SC a cada 8 horas.

Constipação

Definição:
Redução da frequência e/ou dificuldade de evacuação.

Causas:
- Gerais (imobilidade, sedação, confusão mental, depressão).
- Dietéticas (redução da ingestão de líquidos e de alimentos ricos em fibras).
- Metabólica (hipercalcemia, hipocalemia, uremia, *Diabetes Mellitus*).
- Neurológica (tumor cerebral, invasão medular, invasão do plexo sacral).
- Drogas (opioides, antidepressivos tricíclicos, hioscina, diuréticos, anticonvulsivante, anti-hipertensivos, haloperidol, analgésicos, anti-inflamatórios, antidiarreicos, ferro, antiácidos, antieméticos, quimioterápicos).
- Afecções locais (fístulas, fissuras anais, hemorroidas, retocele, colite).

Tratamento:
- Medidas gerais:
    - Incentivar atividade.
    - Dieta laxativa.
- Tratamento da causa básica.
- Tratamento farmacológico:
    * Laxantes:
        - Sene – 1 a 5 cápsulas, ou colheres de chá da geleia, ou 1/2 xícara de chá da folha VO ao deitar.
        - Sene e associações – 1 a 5 cápsulas, ou colheres de chá da geleia VO ao deitar.

- Hidróxido de magnésio – 1 colher de sopa a cada 4 horas.
- Sulfato de magnésio – 1 envelope diluído VO à noite.
- Glicerol.
- Bisacodil – 2 a 4 comprimidos VO ao deitar.
- Picossulfato sódico – 5 a 10 gotas VO uma vez ao dia.
- Lactulose – 15ml a 30ml/dia VO.
- Óleo mineral – 15ml a 50ml VO duas vezes ao dia, ou 100ml uma vez ao dia.

✽ Supositórios de glicerina.
✽ Enemas.

Obstrução Intestinal

Definição:
Parada de eliminação de flatos e fezes.

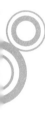

Causas:
- Alterações mecânicas (infiltração tumoral, compressão extrínseca, constipação, impactação fecal, radioterapia, aderências).
- Alterações da motilidade (infiltração medular, drogas, pós-operatório, peritonite, radioterapia, alterações metabólicas, insuficiência arterial ou venosa).

Tratamento:
- Cirurgia.
- Quimioterapia.
- Sintomáticos:
  - Cateter nasogástrico em sifonagem.
  - Hioscina – 1 ampola EV ou SC a cada 6 ou 4 horas.
  - Metoclorpramida – 1 ampola EV a cada 6 horas.
  - Dexametasona 4mg – 1 comprimido VO ou 4mg EV a cada 6 horas.
  - Octreotede – 0,1mg SC a cada 8 horas.
  - Analgésicos.

Referências Bibliográficas

DALAL, S.; DEL FABBRO, E.; BRUERA, E. "Symptom Control in Palliative Care – Part I: Oncology as a Paradigmatic Example". *Journal of Palliative Medicine*, v. 9, n° 2, 2006, pp. 391-408.

KICHIAN, C.; BAIN, V. G. "Jaundice, Ascites and Hepatic Encephalopathy". In: *Oxford Textbook of Palliative Care*. 3. ed. Oxford: UK, 2004, pp. 507-520.

MANNIX, K. A. "Palliation of Nausea and Vomiting". In: *Oxford Textbook of Palliative Care*. 3. ed. Oxford: UK, 2004, pp. 459-468.

REGNARD, C. "Dysphagia, Dyspepsia, and Hiccup". In: *Oxford Textbook of Palliative Care*. 3. ed. Oxford: UK, 2004, pp. 468-483.

RIPAMONTI, C.; MERCADANTE, S. "Pathophysiology and Management of Malignant Bowel Obstruction". In: *Oxford Textbook of Palliative Care*. 3. ed. Oxford: UK, 2004, pp. 496-507.

SYKES, N. "Constipation and Diarrhoea". In: *Oxford Textbook of Palliative Care*, 3. ed. Oxford: UK, 2004, pp. 483- 496.

TWYCROSS, R. G.; LACK, S. A. "Sintomas alimentares". In: *Terapêutica em câncer terminal*. BOLNER, Ane Rose (trad.). Porto Alegre: Artes Médicas, 1991, pp. 44-70.

WOODRUFF, R. "Gastrointestinal". In: *Symptom Control in Advanced Cancer*. Austrália: Asperula Pty, 1997, pp. 15-42.

Sintomas Urinários

JEANE JUVER

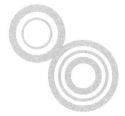

Hematúria

Definição:
Presença de sangue na urina (mais de 10 hemácias por campo no EAS).

Causas:
- Infecção.
- Tumor primário.
- Radioterapia.
- Alterações da coagulação.
- Doença renal (trombose das veias renais, lesão glomerular paraneoplásica).
- Urolitíase.
- Drogas (fenazoperidina, azul de metileno, fenoftaleína).
- Quimioterapia (ciclofosfamida, ifosfamida).

Tratamento:
- Medidas gerais:
    - Aumentar a hidratação.
- Tratamento da causa básica:
    - Radioterapia.

- Embolização.
- Tratamento farmacológico – anti-hemorrágico:
    - Ácido tranexâmico – 25mg/kg VO, ou 10mg/kg EV a cada 6 ou 8 horas.
    - Ácido aminocaproico – 4g a 5g VO ou EV a cada 4 horas, dose máxima de 30g/dia.

Frequência e Urgência Miccional

Definição:
Urgência refere-se ao desejo forte e súbito de urinar.
Frequência é a passagem de urina sete ou mais vezes durante o dia e duas ou mais vezes durante a noite.

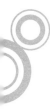

Causas:
- Infecção.
- Processo inflamatório.
- Corpo estranho.
- Quimioterapia.
- Radioterapia.
- Drogas.
- Redução da capacidade vesical.
- Instabilidade ou hiperatividade do detrusor (lesão de nervos pélvicos, infecção, ansiedade).
- Obstrução de trato urinário baixo (tumor, hiperplasia prostática, impactação fecal).

Tratamento:
- Tratamento da causa básica.
- Tratamento farmacológico:
    - Antidepressivos:
        - Amitriptilina – iniciar com 12,5mg VO à noite até 150mg/dia.
        - Imipramina – iniciar com 10mg VO à noite até 150mg/dia.
    - Antiespasmódicos:
        - Hioscina – 1 comprimido VO a cada 4 horas.

Incontinência Urinária

Definição:
Perda involuntária de urina.

Causas:
- Incontinência com hiperfluxo:
  - Obstrução de saída da bexiga (infiltração tumoral, hiperplasia prostática, impactação fecal, cálculos).
  - Falência de detrusor (lesão nervosa, sonolência, demência, debilidade geral).
- Incontinência de estresse:
  - Insuficiência esfincteriana (lesão nervosa, cirurgia urológica, infiltração tumoral, menopausa).
- Incontinência por urgência:
  - Instabilidade ou hiperatividade do detrusor (poliúria, infecção, infiltração tumoral, radiação, quimioterapia, ansiedade, lesão nervosa).
- Incontinência contínua:
  - Fístulas (infiltração tumoral, radioterapia, cirurgia).

Tratamento:
- Medidas gerais:
  - Facilitar o acesso ao banheiro.
  - Deixar a urina escoar sem utilizar os músculos abdominais.
  - Estimular a realização de exercícios isométricos da musculatura perineal.
- Tratamento da causa básica.
- Tratamento farmacológico:
  * Antidepressivos:
    - Amitriptilina – iniciar com 12,5mg VO à noite até 150mg/dia.
    - Imipramina – iniciar com 10mg VO à noite até 150mg/dia.
  * Antiespasmódicos:
    - Hioscina – 1 comprimido VO a cada 4 horas.
  * Alfa bloqueadores:
    - Prazozin – 0,5mg a 1mg VO duas ou três vezes ao dia.

* Colinérgicos:
    - Betanecol – 10mg a 50mg VO a cada 6 horas, ou 5mg SC a cada 15 a 30 minutos até o desejado ou até o máximo de 4 doses.

Hesitação

Definição:
Atraso anormal entre a tentativa de urinar e o início da micção.

Causas:
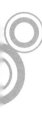
- Lesão nervosa.
- Hiperplasia prostática.
- Infiltração tumoral do colo vesical.
- Infecção.
- Debilidade.

Tratamento:
- Tratamento da causa básica.
- Tratamento farmacológico:
    * Alfa bloqueadores:
        - Prazozin – 0,5mg a 1mg VO duas ou três vezes ao dia.
    * Colinérgicos:
        - Betanecol – 10mg a 50mg VO a cada 6 horas, ou 5mg SC a cada 15 a 30 minutos até o desejado ou até o máximo de 4 doses.

Referências Bibliográficas

NORMAN, R. W.; BAILLY, G. "Genito-urinary Problems in Palliative Care". In: *Oxford Textbook of Palliative Care*. 3. ed. Oxford: UK, 2004, pp. 647-658.

TWYCROSS, R. G.; LACK, S. A. "Sintomas urinários". In: *Terapêutica em câncer terminal*. BOLNER, Ane Rose (trad.). Porto Alegre: Artes Médicas, 1991, pp. 108-113.

WOODRUFF, R. "Gastrointestinal". In: *Symptom Control in Advanced Cancer*. Austrália: Asperula Pty Ltd., 1997, pp. 43-51.

Sintomas Dolorosos

Jeane Juver e Núbia Verçosa

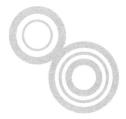

Definição:
Experiência sensorial e emocional desagradável associada a uma lesão efetiva ou potencial dos tecidos ou descrita em termos de tal lesão (International Association for the Study of Pain – Iasp).

Causas:
- Relacionadas ao tumor.
- Referentes ao tratamento.
- Relacionadas ao aparecimento de síndromes paraneoplásicas.
- Não relacionadas ao tumor.

Classificação quanto à origem:
- A **dor nociceptiva** pode ser **somática** e/ou **visceral** e resulta da ativação de fibras nervosas especializadas. O estímulo tem início em terminações nervosas livres ou nociceptores, que são ativados quando os estímulos alcançam níveis nociceptivos, isto é, quando ocorre lesão dos tecidos ou ameaça à sua integridade.
Na dor nociceptiva somática, os nociceptores estão restritos à pele, à mucosa, à cápsula articular, ao músculo, aos tendões, criando quadros álgicos bem localizados em resposta a estímulos mecânicos, térmicos e químicos.
Na dor nociceptiva visceral, os nociceptores estão localizados nas serosas das vísceras, causando um quadro de dor mal localizada,

em razão da transmissão dos estímulos pelos gânglios viscerais. O estímulo ocorre em resposta a distensões, espasmos, isquemias, inflamações dos envoltórios viscerais e agressões químicas.

- A dor **neuropática** resulta de uma lesão ou disfunção do sistema nervoso central ou periférico, gerando o quadro de dor em queimação, pontada ou choque, contínua ou episódica, difusa, mal localizada e na maioria das vezes acompanhada de sintomas que caracterizam alterações no sistema de condução e que acompanham a distribuição metamérica do(s) nervo(s) afetado(s).

Alguns sintomas estão frequentemente associados aos quadros de dores neuropáticas como alodínia, parestesia, disestesia, hipoestesia, hiperestesia e a anestesia.

Alodínia é a percepção como dor de um estímulo não doloroso; parestesias são sensações anormais (agulhadas, alfinetadas, formigamentos, dormências); disestesias são sensações desagradáveis e anormais (agulhadas, alfinetadas, formigamentos, dormências); hipoestesia corresponde à redução da sensibilidade aos estímulos; hiperestesia consiste em aumento da sensibilidade aos estímulos; e anestesia constitui a ausência de sensibilidade e analgesia.

Nas lesões e/ou disfunções periféricas podem estar presentes sintomas motores como paresia ou paralisia incompleta e, em alguns casos, plegia ou paralisia total.

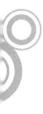

Classificação temporal:
- Agudas – até seis meses de evolução: dor pós-operatória, cefaleia pós-punção liquórica, dor pós-punção para mielografia, dor pós-biópsia óssea, toracocentese, biópsia percutânea, pleurodese, embolização tumoral, flebite química, mucosite, neuralgia por neurite herpética (herpes zóster), polineuropatias dolorosas, pseudo-reumatismo pela suspensão de esteroides e fraturas patológicas.
- Crônicas – mais de seis meses de evolução: metástases ósseas, distensão hepática, dor associada ao câncer (pâncreas, colorretal, ovário), carcinomatose peritoneal, obstrução intestinal, infiltração tumoral de plexos nervosos, dor fantasma, neuralgia pós-herpética (NPH), polineuropatias medicamentosas e síndrome dolorosa pós-radiação.

- *Breakthrough pain* – consiste em um episódio álgico que foge da linha-base de dor vivenciada pelo paciente e quebra o esquema analgésico. Tem características diversificadas, apresentando intensidade de moderada a intensa.

Tratamento:

A OMS propôs para o tratamento da dor no câncer a Escada Analgésica, como mostrado a seguir:

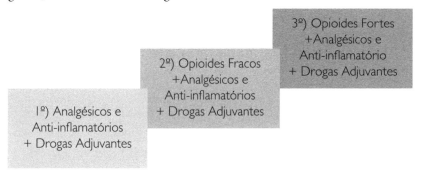

Também sob a orientação da mesma Organização, no tratamento das síndromes dolorosas do câncer devemos seguir algumas orientações:
- Avaliar a intensidade da dor (escalas de dor).
- Doses individualizadas.
- Medicações em intervalos regulares.
- Disponibilizar doses de resgate.
- Utilizar a via oral sempre que possível.
- Controlar efeitos adversos:
  * Analgésicos e Anti-inflamatórios não esteroidais (AINEs):
    - Dipirona – 500mg VO ou 20mg/kg a 30mg/kg EV a cada 4 ou 6 horas.
    - Paracetamol – 500mg VO a cada 6 horas ou 750mg VO a cada 8 horas.
    - Ibuprofeno – 200mg a 400mg VO a cada 4 ou 6 horas.
    - Diclofenaco – 50mg VO a cada 8 horas, 75mg VO a cada 12 horas ou 100mg VO a cada 24 horas.
    - Cetoprofeno – 100mg VO ou EV a cada 12 horas.
    - Ceterolaco – 10mg VO a cada 6 horas ou 30mg EV a cada 6 ou 8 horas.

- Tenoxican – 20mg VO ou EV a cada 12 horas ou 40mg VO ou EV a cada 24 horas.
- Meloxican – 7,5mg VO a cada 12 horas ou 15mg a cada 24 horas.
- Etoricoxib – 120mg VO a cada 44 horas.
- Observar ocorrência de sintomas adversos.

* Opioides Fracos:
  - Codeína – 30mg a 60mg VO a cada 4 horas.
  - Tramadol – 50mg a 100mg VO a cada 4 ou 6 horas.

* Associação de Opioides Fracos com Analgésicos:
  - Codeína + Paracetamol – 1 comprimido VO a cada 6 horas.
  - Tramadol + Paracetamol – 1 comprimido VO cada 4 ou 6 horas.
  - Codeína + Diclofenaco – 1 comprimido VO a cada 8 horas.

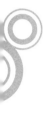

* Opioides Fortes:
  - Titulação individualizada – não há dose limite, ou seja, não se estabelece dose máxima a ser utilizada.
  - Morfina – comprimidos VO e ampolas EV ou SC a cada 4 horas.
  - Morfina de liberação controlada – cápsulas VO a cada 12 ou 8 horas.
  - Metadona – comprimidos VO e ampolas EV em intervalos regulares; média de 6 horas.
  - Oxicodona – comprimidos VO a cada 12 ou 8 horas.

* Adjuvantes:
  - Antidepressivos:
    ○ Amitripilina – 12,5mg a 150mg VO três horas antes de deitar.
    ○ Imipramina – 10mg a 150mg VO três horas antes de deitar.
    ○ Sertarlina – 25mg a 200mg a cada 12 ou 24 horas.
  - Anticonvulsivantes:
    ○ Carbamazepina – 200mg a 600mg VO a cada 12 horas (dose máxima 1.200mg ao dia).
    ○ Gabapentina – 300mg a 600mg VO a cada 8 horas (dose máxima 3.600 mg ao dia).
  - Corticosteroides:
    ○ Dexametasona – 4mg VO 1 a 4 vezes ao dia.
    ○ Prednisona – 5mg a 20mg VO a cada 24 horas.

- Antiespasmódico:
  - Hioscina – 1 comprimido VO ou 1 ampola EV ou SC a cada 4 ou 6 horas.
- Bifosfonatos:
  - Pamidronato – 90mg EV a cada 28 dias.
  - Ácido zoledrônico – 4mg EV a cada 28 dias.
  - Ácido clodrônico – 1.500mg EV a cada 28 dias.

Referências Bibliográficas

DE CONNO, F.; POLASTRI, D. "Il trattamento del dolore in oncologia". In: *Tumori*, v. 83, n° 2, 1997, pp. S20-S24 (suppl.).

DRUMMOND, J. P. "Neurofisiologia". In: *Dor aguda: fisiopatologia, clínica e terapêutica*. São Paulo: Atheneu, 2000, pp. 1-25.

ERIKSEN, J.; SJØGREN, P. "Opioids in Pain Management". In: *Acta Anaesthesiol Scand*, v. 41, n° 1, jan.1997, pp. 1-3.

FOLEY, K. M. "Acute and Chronic Cancer Pain Syndromes". In: *Oxford Textbook of Palliative Care*. 3. ed. Oxford: UK, 2004. pp. 298-316.

GOZZANI, J. L. "Fisiopatologia da dor". In: CAVALCANTI, I. L.; MADALENA, M. L. (org.). *Dor*. Rio de Janeiro: Sociedade de Anestesiologia do Estado do Rio de Janeiro, 2003, pp. 13-35.

HANKS, G.; CHERNY, N. I.; FALLON, M. "Opioids and Analgesic Therapy". In: *Oxford Textbook of Palliative Care*. 3. ed. Oxford: UK, 2004, pp. 316-342.

LUSSIER, D.; PORTENOY, R. K. "Adjuvant Analgesics in Pain Management". In: *Oxford Textbook of Palliative Care*. 3. ed. Oxford: UK, 2004, pp. 349-378.

PAYNE, R.; GONZALES, G. R. "Pthophysiology of Pain in Cancer and Other Terminal Diseases". In: *Oxford Textbook of Palliative Care*. 3. ed. Oxford: UK, 2004, pp. 288-298.

TEIXEIRA, M. J.; OKADA, M. "Dor neuropática". In: TEIXEIRA, M. J. (org.). *Dor Contexto Interdisciplinar*. Curitiba: Ed. Maio, 2003, pp. 343-362.

Sintomas Respiratórios

Jeane Juver e Frederico Müller de Toledo Lima

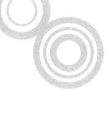

Os sintomas do aparelho respiratório são vivenciados por pelo menos 70% dos pacientes com câncer avançado. As repercussões dessa sintomatologia podem ser observadas pela ansiedade que causam nos pacientes e em seus familiares, uma vez que os sintomas anunciam uma possibilidade de morte iminente.

Dispneia

Definição:
Sensação subjetiva de "falta de ar" ou dificuldade para respirar.

Causas:
- Obstrução de vias aéreas (tumor de pulmão, laringe, tireoide ou mediastinal, fístula traqueoesofágica, infecção, broncoespasmo).
- Redução do volume de tecido pulmonar funcional (ressecção cirúrgica, atelectasias, linfangite, metástases múltiplas, fibrose, derrame pleural, pneumotórax, infecção, hemorragia, embolia pulmonar, doença broncopulmonar obstrutiva crônica).
- Alterações dos movimentos respiratórios (debilidade ou fraqueza dos músculos respiratórios, paralisia do nervo frênico, dor, ascite, hepatomegalia).

- Cardiovascular (insuficiência cardíaca congestiva, cardiomiopatia, derrame pericárdico, pericardite constritiva, choque, sepse).
- Febre.
- Anemia.
- Ansiedade.

Tratamento:
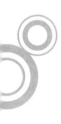
- Medidas gerais:
  - Atitude acolhedora para redução da ansiedade.
  - Manter o paciente, quando possível, em posição que permita o tórax elevado.
  - Fisioterapia respiratória.
  - Ambientes arejados.
- Tratamento da causa básica.
- Tratamento farmacológico:
  * Opioides:
    - Morfina – 5mg a 10mg VO, EV, SC ou nebulização a cada 4 horas (para pacientes em uso regular de morfina para tratamento da dor, aumentar a dose em 25% a 50%).
  * Broncodilatadores:
    - Fenoterol – 3 a 10 gotas com 5ml de solução salina para nebulização a cada 4 horas, 1 comprimido de 2,5mg a cada 12 horas.
    - Salbutamol – 2mg a 4mg VO 3 ou 4 vezes ao dia.
    - Terbutalina – 1 a 2 comprimidos de 2,5mg 3 vezes ao dia.
    - Aminofilina – 100mg a 200mg VO a cada 8 horas, ou dose de ataque 5mg/kg EV.
    - Brometo de ipratrópio – 6 a 20 gotas com 5ml de solução salina para nebulização a cada 4 horas.
  * Nebulização com anestésicos locais:
    - Lidocaína a 2% – 2ml associados a 5ml de solução salina a cada 2 horas.
    - Bupivacaína a 0,5% – 2ml associados a 5ml de solução salina a cada 2 horas.
  * Corticosteroides:
    - Dexametasona 4mg – 1 comprimido VO a cada 6 ou 8 horas.
  * Oxigenoterapia

Tosse

Definição:
Reflexo utilizado para limpeza de secreções e material estranho ao trato respiratório.

Causas:
- Irritação das vias aéreas (fumaça, tumor endobrônquico, compressão brônquica extrínseca, aspiração, refluxo gastroesofágico, *dripping* pós-nasal, laringite, traqueíte, bronquite e excesso de secreção).
- Doença pulmonar (infecção, linfangite, invasão tumoral primária ou secundária, fibrose pulmonar e insuficiência cardíaca congestiva).
- Irritação de estruturas adjacentes (pleura, pericárdio e diafragma).

Tratamento:
- Medidas gerais:
  - Atitude acolhedora para redução da ansiedade.
  - Fisioterapia respiratória.
  - Ambientes arejados.
- Tratamento da causa básica.
- Tratamento farmacológico:
  * Opioides:
    - Morfina – 5mg a 10mg VO, EV, SC ou nebulização a cada 4 horas (para pacientes em uso regular de morfina para tratamento da dor, aumentar a dose em 25% a 50%).
    - Codeína – 15mg a 30mg a cada 4 horas.
  * Nebulização com anestésicos locais:
    - Lidocaína a 2% – 2ml associados a 5ml de solução salina a cada 2 horas.
    - Bupivacaína a 0,5% – 2ml associados a 5ml de solução salina a cada 2 horas.
  * Corticosteroides:
    - Dexametasona 4mg – 1 comprimido VO a cada 6 ou 8 horas.
  * Antitussígeno:
    - Acetilcisteína – 200mg 1 a 3 vezes ao dia.
    - Ambroxol – 15mg VO 3 vezes ao dia.

Hemoptise

Definição:
Hemorragia das vias aéreas.

Causas:
- Invasão tumoral.
- Infecção.
- Pneumonite (radioterapia, quimioterapia).
- Embolismo pulmonar.
- Insuficiência cardíaca congestiva.
- Alteração da coagulação.
- Trauma.

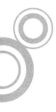

Tratamento:
- Tratamento da causa básica:
  - Quimioterapia.
  - Radioterapia.
- Tratamento farmacológico:
  - Antibioticoterapia específica.
  - Corticosteroides:
    - Dexametasona 4mg – 1 comprimido a cada 6 ou 8 horas.
  - Antitussígenos:
    - Acetilcisteína – 600mg/dia 1 ou 3 vezes ao dia.
    - Ambroxol – 15mg 3 vezes ao dia.
  - Opioide:
    - Morfina 5mg a 10mg VO, EV ou SC a cada 4 horas.

Derrame Pleural

Definição:
Aumento do volume do líquido pleural.

Causas:
- Inflamação da superfície pleural (infiltração tumoral, infecção).
- Obstrução linfática.

- Aumento da pressão venosa pulmonar.
- Outras condições (hipoproteinemia, insuficiência renal, insuficiência hepática).

Tratamento:
- Tratamento da causa básica.
- Drenagem pleural – Pleurodese – Drenagem pleuroperitoneal.

Congestão Respiratória ("estertores moribundos")

Definição:
Aumento da secreção do trato respiratório que ocasiona uma respiração ruidosa.

Causas:
Não há relatos claros na literatura.

Tratamento:
- Hidratação.
- Hioscina – 1 ampola EV ou SC ou 1 comprimido a cada 4 horas (para reduzir a secreção).

Referências Bibliográficas

CHAN, K., et al. "Palliative Medicine in Malignant Respiratory Disease". In: *Oxford Textbook of Palliative Care*. 3. ed. Oxford: UK, 2004, pp. 587-618.

TWYCROSS, R. G., LACK, S. A. "Sintomas respiratórios". In: *Terapêutica em câncer terminal*. BOLNER, Ane Rose (trad.). Porto Alegre: Artes Médicas, 1991, pp. 98-107.

WOODRUFF, R. "Respiratory". In: *Symptom Control in Advanced Cancer*. Austrália: Asperula Pty Ltd., 1997, pp. 3-14.

Sintomas Neuropsicológicos

Jeane Juver, Jéssica Paes da Cunha de Riba e Joane Jardim Dias

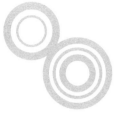

A manifestação de uma doença potencialmente fatal traz desequilíbrio na homeostase do indivíduo, por vezes gerando o aparecimento de sintomas neuropsicológicos.

A decisão sobre medicar ou não o paciente, quando medicar e por quanto tempo manter o tratamento deve ser corretamente avaliada, tendo-se em vista os benefícios potenciais quando comparados aos riscos representados pelos efeitos colaterais induzidos por este ou aquele medicamento. Ansiedades adaptativas, resultantes de agentes estressores provenientes de uma doença potencialmente fatal, devem ou não ser medicadas?

Se a capacidade adaptativa é perdida, se o indivíduo tem a qualidade de vida diminuída, se a capacidade para enfrentar os problemas cotidianos está prejudicada ou se a ansiedade se torna incapacitante, a intervenção medicamentosa transitória pode ser útil. Assim, o emprego acertado de substâncias psicotrópicas depende de critérios clínicos bem definidos para se evitar a tentação de medicar todas as condições estressantes que geram ansiedade e que, potencialmente, diminuem a qualidade de vida de diversas pessoas. Em outras palavras, não compete ao médico prescrever psicotrópicos paliativos para tratar de problemas familiares, sociais ou econômicos que só podem ser resolvidos com a remoção de suas causas.

Sendo assim, descreveremos a seguir os sintomas neuropsicológicos mais frequentes na clínica de cuidados paliativos.

Insônia

Definição:
Dificuldade ou incapacidade de dormir.

Causas:
- Físicas (dor, dispneia, hipóxia, tosse, febre, prurido, vômitos, diarreia, noctúria, urgência e/ou frequência urinária e idade avançada).
- Psicológicas (ansiedade, depressão, psicose, mania, confusão mental, delírio, demência e medo da morte).
- Fatores ambientais (excesso de luminosidade, excesso de ruídos e posição desconfortável).
- Drogas (corticosteroide, anfetaminas, xantinas e cafeína).
- Síndrome de abstinência (benzodiazepínicos, barbitúricos e antidepressivos tricíclicos).

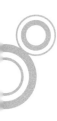

Tratamento:
- Medidas gerais:
  - Esclarecimentos ao paciente e à família.
  - Correção dos fatores ambientais.
  - Terapias de relaxamento.
  - Apoio psicológico.
- Tratamento da causa básica.
- Tratamento farmacológico:
  - Clonazepam – 0,5mg a 2mg VO à noite.
  - Diazepam – 5mg a 10mg VO à noite.
  - Amitripilina – 12,5mg a 50mg VO 3 horas antes de deitar.
  - Imipramina – 10mg a 50mg VO 3 horas antes de deitar.

Estado Confusional Agudo ou *Delirium*

Definição:
Confusão decorrente de "turvação" mental, levando a um distúrbio de compreensão e de concentração.

Causas:
- Dor.

- Efeitos sistêmicos da doença.
- Patologia intracraniana (tumor, hemorragia, hidrocefalia obstrutiva, encefalopatias por radioterapia ou quimioterapia, síndromes paraneoplásicas e convulsões).
- Metabólicas (hipóxia, hipercapnia, insuficiência hepática, insuficiência renal, distúrbio hidroeletrolítico, hipoglicemia e hiperglicemia).
- Infecção.
- Febre.
- Ansiedade.
- Depressão.
- Drogas (álcool, anticolinérgicos, anticonvulsivantes, antidepressivos, antieméticos, anti-histamínicos, antipsicóticos, ansiolíticos, corticosteroides e opioides).
- Síndrome de abstinência (álcool, benzodiazapínicos, opioides e nicotina).
- Circulatórias (desidratação, anemia e hipovolemia).

Tratamento:
- Medidas gerais:
  - Esclarecimento à família.
  - Evitar a contenção física.
  - Redução da ansiedade e do medo.
  - Apoio psicológico.
- Tratamento da causa básica.
- Tratamento farmacológico:
  - Dexametasona – 4mg VO 1 a 3 vezes ao dia.
  - Clonazepam – 0,5mg a 2mg VO a cada 12 horas.
  - Diazepam – 5mg a 10mg VO, EV ou IM a cada 12 horas.
  - Haloperidol – 1mg a 5mg VO.

Demência (Síndrome Cerebral Orgânica Crônica)

Definição:
Síndrome de déficit cognitivo em que funções interativas cerebrais são afetadas, a saber: percepção, memória, cálculo, capacidade de julgamento e uso da linguagem.

Causas:
- Idade.
- Mal de Alzheimer.
- Alcoolismo.
- Doença cerebrovascular.
- Infiltração tumoral.
- Hidrocefalia obstrutiva.
- Quimioterapia.
- Radioterapia.
- Síndrome paraneoplásica.

Fatores exacerbantes:
- Depressão.
- Debilidade.
- Infecção.
- Tumor.
- Alterações metabólicas.
- Alterações endócrinas.
- Drogas (opioides, barbitúricos, benzodiazepínicos, cimetidina, neurolépticos, tricíclicos e álcool).

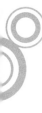

Tratamento:
- Medidas gerais:
  - Esclarecimento da família.
- Tratamento dos fatores exacerbantes.

Convulsões

Definição:
De contrações musculares tônico-clônicas involuntárias secundárias a alterações cerebrais, podendo ser focais ou generalizadas.

Causas:
- Tumor (primário, secundário, infiltração meníngea, hemorragia e hidrocelia obstrutiva).
- Infecção.

- Metabólicas (encefalopatia hepática, uremia, hipoglicemia e hiponatremia).
- Drogas (meperidina, antidepressivos tricíclicos, fenotiazidas e anestésicos locais).
- Síndrome de abstinência (benzodiazepínicos, barbitúricos e álcool).

Tratamento:
- Tratamento da causa básica.
- Tratamento farmacológico:
  - Diazepam – 10mg EV ou IM (utilizado para prevenção de novas crises).
  - Midazolam – 10mg EV, IM ou SC (utilizado para prevenção de novas crises).
  - Fenitoína:
    - Dose de ataque – 1.000mg (15mg a 20mg/kg) VO ou EV em 24 horas.
    - Manutenção – 150mg VO a cada 12 horas.

Infiltração Meníngea

Definição:
Infiltração das meninges por tumor primário ou secundário.

Tratamento:
- Radioterapia.
- Quimioterapia.
- Hormonoterapia.
- Dexametasona – 4mg VO 1 a 3 vezes ao dia.

Compressão Medular

Definição:
Compressão da medula espinhal por tumor ou metástase.

Causas:
Metástases (corpo ou pedículo vertebral, forame intervertebral, intramedular, hematogênica).

Tratamento:
- Radioterapia.
- Tratamento farmacológico:
  - Corticosteroide:
    - Dexametasona – 4mg VO 1 a 3 vezes ao dia.
- Cirurgia (laminectomia descompressiva).
- Programa de reabilitação.

Síndrome da Secreção Inapropriada do Hormônio Antidiurético

Definição:
Secreção excessiva e inapropriada do hormônio antidiurético pela hipófise posterior. Há uma redução da excreção renal de água, levando a um estado de intoxicação hídrica com hiponatremia e hipotonicidade do plasma.

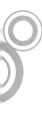

Causas:
- Tumor (pulmonar, cerebral primário ou secundário, na nasofaringe, no pâncreas, no cólon, na próstata, na suprarrenal, linfoma e leucemia mieloide aguda).
- Drogas (tricíclicos, carbamazepinas, fenotiazinas, clorpromazinas, opioides, barbitúricos e ciclofosfanida).
- Neurocirurgia.
- Doenças concomitantes (meningite, encefalite, hemorragia subaracnóidea, trombose cerebral, pneumonia, trauma, psicose e esquizofrenia).

Tratamento:
- Em casos leves (Na>120uMol/l e assintomático): restrição hídrica.
- Em casos moderados (Na 110 e 120uMol/l sem sintomas graves): restrição hídrica e furosemida 40 a 80mg VO ou IV a cada 6 horas.
- Em casos graves (Na<110uMol/l e sintomático): solução salina hipertônica. Furosemida 40mg a 80mg VO ou IV a cada 6 horas, deaxametasona 4mg a 20mg EV, manitol 25g a 50g EV (para repor as perdas urinárias de eletrólitos).

Referências Bibliográficas

Breitbart, W.; Chochinov, H. M.; Passik, S. D. "Psychiatric Symptoms in Palliative Medicine". In: *Oxford Textbook of Palliative Care*. 3. ed. Oxford: UK, 2004, pp. 746-775.

Caraceni, A.; Martini, C.; Simonetti, F. "Neurological Problems in Advanced Cancer". In: *Oxford Textbook of Palliative Care*. 3. ed. Oxford: UK, 2004, pp. 702-727.

Twycross, R. G.; Lack, S. A. "Sintomas neuropsicológicos". In: *Terapêutica em câncer terminal.* Bolner, Ane Rose (trad.). Porto Alegre: Artes Médicas, 1991, pp. 98-107.

Woodruff, R. "Neurological". In: *Symptom Control in Advanced Cancer*. Austrália: Asperula Pty Ltd., 1997, pp. 79-91.

Woodruff, R. "Psychiatric". In: *Symptom Control in Advanced Cancer*. Austrália: Asperula Pty Ltd., 1997, pp. 79-91.

Anorexia, Caquexia e Fadiga

Jeane Juver

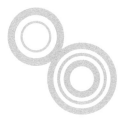

Definição:
- Anorexia é a ausência total de fome. O paciente não sente necessidade de alimentação.
- Caquexia é a perda de peso e de massa muscular secundária à alteração metabólica.
- Fadiga é a sensação de cansaço permanente.

Causas:
- Câncer.
- Dor.
- Doença intracraniana (metástase).
- Radioterapia.
- Desordens bucais (estomatites).
- Radioterapia e quimioterapia.
- Desordens gastrointestinais (esofagite, disfagia, gastrectomia, hepatomegalia, constipação, obstrução intestinal, náuseas e vômitos).
- Infecções.
- Anemia.
- Fatores psíquicos (ansiedade e depressão).
- Alterações metabólicas.

Tratamento:
- Medidas gerais:
  - Orientação familiar.

- Tratamento da causa básica.
- Orientação nutricional:
  - Complementos e suplementos.
- Tratamento farmacológico:
  * Corticosteroides:
    - Dexametasona 4mg – 1 comprimido a cada 6 ou 8 horas.
  * Agentes progestacionais:
    - Megestrol – 160mg VO a cada 8 ou 12 horas.
    - Acetato de medroxiprogesterona – 400mg/dia VO.

Referências Bibliográficas

BRUERA, E.; SWEENEY, C. "Pharmacological Interventions in Cachexia". In: *Oxford Textbook of Palliative Care*. 3. ed. Oxford: UK, 2004, pp. 552-560.

DALAL, S.; DEL FABBRO, E.; BRUERA, E. "Symptom Control in Palliative Care – Part I: Oncology as a Paradigmatic Example". In: *Journal of Palliative Medicine*. v. 9, nº 2, 2006, pp. 391-408.

STRASSER, F. "Pathophysiology of the Anorexia/Cachexia". In: *Oxford Textbook of Palliative Care*. 3. ed. Oxford: UK, 2004, pp. 520-533.

SWEENEY, C.; NEUENSCHWANDER, H.; BRUERA, E. "Fatigue and Asthenia". In: *Oxford Textbook of Palliative Care*. 3. ed. Oxford: UK, 2004, pp. 560-568.

TWYCROSS, R. G.; LACK, S. A. "Sintomas alimentares". In: *Terapêutica em câncer terminal*. BOLNER, Ane Rose (trad.). Porto Alegre: Artes Médicas, 1991, pp. 44-70.

WOODRUFF, R. "Constitutional". In: *Symptom Control in Advanced Cancer*. Austrália: Asperula Pty Ltd., 1997, pp. 15-42.

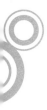

Complicações Infecciosas em Pacientes com Câncer

Frederico Müller de Toledo Lima, Junko Sakamoto Pais, José Henrique de Mattos Scheliga e Rita Espariz

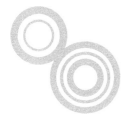

Pacientes com câncer e especialmente aqueles em tratamento quimioterápico têm maior chance de desenvolver infecções, sejam elas bacterianas, fúngicas, virais ou outras. Aqui vamos discutir o manejo diagnóstico e terapêutico de maneira prática e objetiva.

Febre em pacientes com câncer não neutropênicos

A febre pode estar relacionada a outros fatores que não a infecção, como infusão de hemoderivados, liberação de citocinas pelo tumor, drogas (Ara-C) e outros.

Fatores que contribuem aumentando a suscetibilidade à infecção:
- Fatores locais:
    - Quebra de barreiras (ex.: mucosite e cirurgia).
    - Obstrução (biliar, ureteral e brônquica) – propicia infecção local (ex.: colangite, pielonefrite e pneumonia).
- Dispositivos intravasculares, drenos e *stent* – podem ser colonizados por microrganismos, causando bacteremia, fungemia e infecção local.
- Esplenectomia – aumenta a suscetibilidade à infecção causada por *Streptococcus pneumoniae* e outras bactérias encapsuladas.

✪ Deficiência da imunidade humoral (ex.: Mieloma múltiplo e Leucemia Linfocítica Crônica) – aumenta a chance de infecção por germes encapsulados (*Streptococcus pneumoniae* e *Haemophilus influenzae*).
✪ Deficiência da imunidade celular (Linfoma, "Hairy cell leukemia", tratamento com esteroides, tratamento com Fludarabina ou outras drogas) – aumenta a chance de infecção por germes oportunistas (*Legionella pneumophila, Mycobacterium species, Cryptococcus neoformans, Pneumocystis jiroveci, Cytomegalovirus* (CMV), *Varicella-zoster* e outros patógenos).

Antibioticoterapia no paciente com câncer não neutropênico:
✪ Os antibióticos devem ser administrados empiricamente nos casos de febre apenas se um foco de infecção for evidenciado.
✪ Nos casos de bacteremia em pacientes portadores de dispositivos intravasculares é recomendado o início de antibiótico empírico (ex.: Levofloxacina e Ceftriaxona). Avaliar a retirada do mesmo.
✪ Infecção documentada e sepse devem ser tratadas com antibiótico de acordo com o cenário clínico.
✪ Definir tempo de tratamento específico para evitar toxicidade demasiada, superinfecção e desenvolvimento de resistência.

Neutropenia febril

A neutropenia é um importante fator de risco para o desenvolvimento de infecção em pacientes com câncer. São necessários avaliação rápida e início precoce de antibiótico empírico com espectro de ação contra *Pseudomonas aeruginosa*, porém em muitos países os cocos gram-positivos representam causas predominantes de bacteremia.

Definição de neutropenia:
Contagem absoluta de neutrófilos (CAN) menor que 500/mm^3 ou CAN entre 500mm^3 a 1.000/mm^3, com um declínio previsível para menor que 500/mm^3 em 48 horas. A duração da mielossupressão é tão importante quanto a sua intensidade.

A febre no paciente neutropênico é definida como 1 episódio único de temperatura >38,3ºC ou temperatura >38ºC durante pelo menos

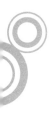

1 hora. Devemos dar atenção também para os casos de hipotermia (Tax <36,0ºC) associados com taquipneia (FR>20) e hipotensão arterial.

Avaliação inicial:
- Anamnese e exame físico são essenciais. Avaliar potenciais sítios de infecção: pele, mucosa oral, região perianal e sítios de cateteres.
- Solicitar hemograma completo, bioquímica, EAS, urinocultura e hemocultura. Infelizmente não há infecção com comprovação microbiológica e evidência clínica outra que não febre em 50% a 70% dos pacientes.
- Raio X de tórax.
- Se possível, colher material de dispositivos como *port cath* e solicitar pesquisa de gram e cultura.
- Iniciar antibiótico logo após a coleta das culturas.

Terapia com antibiótico empírico:
Os antibióticos recomendados pela Sociedade Americana de Doenças Infecciosas (IDSA) incluem:
- Ceftazidima – 2g IV a cada 8 horas (atualmente menos utilizado).
- Cefepime – 2g IV a cada 8 horas.
- Imipenem – 500mg IV a cada 6 horas.
- Meropenem – 1g IV a cada 8 horas.

A terapia combinada deve ser utilizada nos casos de sepse grave ou choque séptico e quando há grande prevalência de bacilos gram-negativos resistentes a multidrogas.

Combinações terapêuticas efetivas incluem:
Beta lactâmico ceftazidima, cefepime, imipenem e meropenem associados a um aminoglicosídeo.

Devemos reservar o uso da Vancomicina para as seguintes situações:
- Suspeita clínica de infecção relacionada ao cateter intravascular.
- Demanda de cobertura para MRSA/ORSA ou estafilococos coagulase negativo (ex.: *S. epidermidis*).
- Mucosite severa.
- Sepse grave ou choque séptico.

A terapia oral pode ser utilizada como terapia empírica inicial em certos pacientes com neutropenia febril com baixo risco de desenvolver infecção; ou naqueles com baixo risco que após 3 dias de tratamento venoso não apresentam febre (iniciar Fluoroquinolona de espectro ampliado). Não podemos fazer o mesmo nos casos de alto risco.

É utilizado um sistema de pontos baseado em características clínicas do paciente para identificar os doentes com neutropenia febril de baixo risco, candidatos à terapia antimicrobiana oral.

De acordo com o índice da Associação Multinacional para Cuidados Paliativos no Câncer (MASCC), os pacientes com pontuação igual ou maior que 21 apresentam menor risco de complicações e morbidade.

CARACTERÍSTICAS	PONTOS

Intensidade da doença:
    sem sintomas ou sintomas moderados
    sintomas moderados
	5
	3

Ausência de hipotensão arterial	5
Ausência de DPOC	4
Tumor sólido ou ausência de infecção fúngica prévia	4
Ausência de desidratação	3
Idade menor que 60 anos	2
Paciente ambulatorial	3

Esquemas considerados:
Ciprofloxacino 750mg VO a cada 12 horas + Amoxicilina/Clavulanato 125/87mg VO a cada 12 horas.

Orientar os pacientes a manter contato com seu médico diariamente ou comparecer a um serviço hospitalar ao surgir um sintoma novo ou piora de um sintoma anterior (ex.: persistência da febre alta).

Fator estimulante de colônias de granulócitos (G-CSF) e fator estimulante de colônias de granulócitos-macrófagos (GM-CSF) – diversos estudos controlados e randomizados têm avaliado o papel dos fatores de crescimento hematopoiéticos no tratamento de pacientes com neutropenia febril. Os estudos demonstram que o uso desses agentes pode diminuir consistentemente a duração da neutropenia, sem, no entanto, reduzir as taxas de mortalidade. Por recomendação da Sociedade Americana de Oncologia Clínica, a utilização dos fatores de estimulação de colônias não é aconselhada para uso rotineiro no tratamento dos pacientes com neutropenia febril ou afebril.

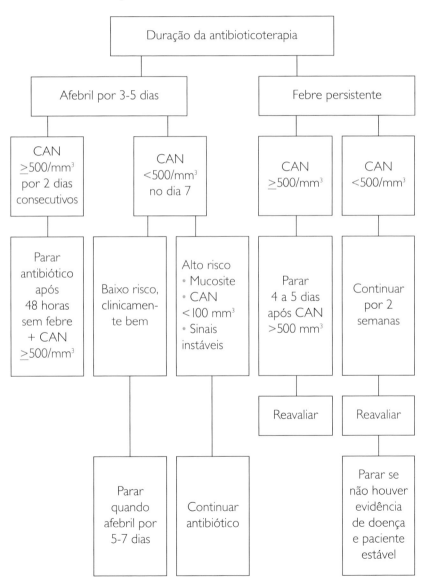

Terapia antifúngica empírica:
Candida e *Aspergillus* são os patógenos que mais comumente causam infecção fúngica, e sua ocorrência aumenta com a duração da neutropenia. Um agente antifúngico deve ser adicionado empiricamente nos pacientes com neutropenia e que apresentem febre persistente ou recorrente após 4 a 7 dias de terapia antimicrobiana de espectro adequado. As opções de tratamento incluem:

- Anfotericina B – 0,6mg a 1mg/kg/dia IV.
- Anfotericina B Lipossomal (Ambisome) – 3mg a 5mg/kg/dia IV.
- Itraconazol – 200mg IV a cada 12 horas durante 48 horas, seguido por 200mg/dia.
- Fluconazol – 400mg a 600mg/dia IV ou VO.
- Caspofungina – 70mg IV no primeiro dia e 50mg/dia após.

Infecções virais oportunistas:

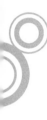

Associadas à imunossupressão por droga antineoplásica ou pela própria doença, podem surgir infecção ou reativação de infecção por certos vírus, descritos a seguir:

- Vírus herpes simples (HSV).
- Citomegalovírus (CMV).
- Vírus influenza e vírus sincicial respiratório.
- Vírus varicela-zóster (VZV).

Outras infecções oportunistas menos frequentes devem ser citadas:

- Infecções por Microbactérias (*M. kansasii*, *M. fortuitum*, *M. chelonae* e *M. abscessus*).
- Infecções por *Nocardia spp.* e *Pneumocystis carinii*.

Infecções específicas:

Infecção relacionada ao cateter:
- Local.

- Sistêmica:
  * Os germes que colonizam cateteres são os *S. aureus*, *S. coagulase* negativo, além de enterococos e eventualmente bacilos gram-negativos.
  * É necessária a realização de cultura da secreção do sítio de punção, de hemocultura e de cultura do cateter.
  * Iniciar terapia empírica com Vancomicina associada à cobertura contra germe gram-negativo (ex.: Ceftazidime, Cefepime e Ciprofloxacino).
  * Avaliar retirada do cateter venoso profundo.

Infecção de pele e partes moles:
Realizar cultura do local e avaliar biópsia:
- Eritema gangrenoso – antibiótico com espectro contra Pseudomonas.
- Infecção por *S. pyogenes* – tratar com Penicilina G, Clindamicina e desbridamento cirúrgico.
- Celulite perianal – cobertura contra germe anaeróbio (ex.: Meropenem).
- Varicela-Zóster e Herpes Simples – tratar com Aciclovir.

Sinusite:
- Avaliação inicial com exame físico e imagem (ex.: raio X de seios da face).
- Pode ser realizada biópsia do tecido caso haja suspeita de infecção fúngica ou resposta inadequada ao tratamento após 72 horas.
- Os patógenos mais comuns são: *S. pneumoniae, H. influenzae, M. catarrhalis, S. aureus*, bacilos gram-negativos (ex.: Pseudomonas) e fungos.

Tratamento:
- Não neutropênico – Levofloxacin ou Amoxicilina/Clavulanato.
- Neutropênico – espectro de cobertura contra Pseudomonas (ex.: Imipenem).
- Considerar cobertura para fungos (ex.: Anfotericina B).

Infecção pulmonar:
- Diagnóstico com exame físico e de imagem (ex.: raio X ou CT de tórax). Avaliar broncofibroscopia com lavado broncoalveolar.
- Geralmente causada por bacilo gram-negativo e *S. aureus*, bem como por germes adquiridos na comunidade: *S. pneumoniae, H. influenzae, Legionella spp, Chlamydia pneumoniae*.

- Os pacientes neutropênicos são mais suscetíveis à infecção fúngica, particularmente por *Aspergillus*.
- Deficiência da imunidade celular aumenta o risco de infecções por *Pneumocystis*, vírus (Citomegalovírus, Varicela-Zóster, Herpes Simples), *Nocardia spp* e *Legionella*.

Tratamento
- Não neutropênico – Quinolona de 4ª geração ou Azitromicina.
- Neutropênico – inserir cobertura para *S. pneumoniae* e Pseudomonas avaliar necessidade de antifúngico.
- PCP e Nocardia – Sulfa/Trimetropin.
- Citomegalovírus – Ganciclovir.

Infecção do trato gastrointestinal
Os germes que causam sepse em pacientes neutropênicos com base em foco intestinal são as enterobactérias e os bacilos gram-negativos não fermentativos.

A diarreia é mais comumente causada por *C. difficile*, mas também pode ter como causa *Salmonella, Shigella, Aeromonas, E. coli*, parasitas etc.

Enterocolite em pacientes neutropênicos é geralmente casusada por um conjunto de bactérias incluindo *Clostridium spp.* e Pseudomonas.

Tratamento:
- *C. difficile* – Metronidazol ou Vancomicina caso refratário.
- Enterocolite em neutropênico – antibiótico com espectro e contra Pseudomonas (ex.: Imipenem).

Infecção do trato urinário:

Patógenos:
- Bacilos gram-negativos.
- Cândida.

Tratamento:
- Remover o cateter vesical.
- Direcionar o antibiótico pela urinocultura.

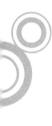

- Pacientes neutropênicos – tratar bacteriúria/candidúria mesmo sem sintomas.
- Pacientes não neutropênicos – tratar os pacientes sintomáticos.

Infecção do sistema nervoso central:
- Meningite – os principais patógenos são *S. pneumoniae, Listeria* e *N. meningitides.*
- Imunodeficiência – considerar *Listeria* e *Cripotococcus.*
- Encefalite – mais comumente causada pelo Herpes Simples.
- Abscesso cerebral – pode ser confundido com tumor.

Tratamento:
- Meningite bacteriana – Ceftriaxone, Vancomicina e Ampicilina.
- Meningite criptocócica – Anfotericina B associada com Flucitosina.
- Encefalite – Aciclovir (considerar Ganciclovir).

Podemos concluir que o diagnóstico e tratamento precoces com terapia antimicrobiana adequada são fundamentais para garantir a resolução dos quadros infecciosos nos pacientes com câncer.

Referências Bibliográficas

BAILEY, Thomas. "Infecções em pacientes com câncer". In: GOVINDAN, Ramaswamy. In: *Manual de Oncologia*. Washington, 2002. pp. 516-536.

HUGHES, WT. "Guidelines for the Use of Antimicrobial Agents in Neutropenic Patients with Cancer". *Clinical Infections Disease.* 34: 730-751, 2002.

SMITH, Thomas. "2006 Update of Recommendations for the Use of White Blood Cell Growth Factors: An Evidence-Based Clinical Practice Guideline". In: *Journal of Clinical Oncology.* 24 (19), 2006.

VENTO, Sandro. "Infections in Patients with Cancer Undergoing Chemotherapy: Aetiology, Prevention, and Treatment". In: *The Lancet Oncology,* vol. 4:595-604, 2003.

WINNE, Sarah. "Infectious Complications in Oncology". In: ABRAHAM, Jame. *Bethesda Handbook of Clinical Oncology*. Philadelphia: 2005, pp. 481-497.

Sintomas Cutâneos

Norma Sueli Fernandes,
Maria de Fátima Lins Reis
e Renata Martins

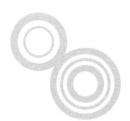

Os cuidados com a pele merecem atenção especial durante o tratamento de pacientes com doença avançada, pois podem evitar o aparecimento de complicações que pioram a qualidade de vida do indivíduo.

A pele constitui uma barreira mecânica de proteção ao corpo, além de participar da termorregulação, da excreção de água e de eletrólitos e das percepções táteis de pressão, dor e temperatura. Ela apresenta três camadas: epiderme, derme e camada subcutânea. Qualquer interrupção na continuidade da pele representa uma ferida, que pode variar em espessura e ser superficial, parcial ou profunda (total). A cicatrização da ferida consiste num evento de restauração processual da continuidade do tecido.

O tratamento de uma ferida tem como objetivo evitar ou diminuir os riscos de complicações dela decorrentes, bem como facilitar a cicatrização, haja vista que esse processo é fisiológico, e inevitavelmente ocorrerá.

A avaliação de uma ferida consiste basicamente na observação direta do leito, dos bordos e da pele periferida, o que revela, irrefutavelmente, as condições clínicas do portador da ferida.

O principal objetivo no tratamento de feridas é promover a aceleração do processo de cicatrização. Turner, em *Chronic Wound Care: A Clinical Source Book for Healthcare Professionals*, em 1982, relacionou sete critérios para a seleção do "curativo ideal":

- Manutenção da umidade na interface da ferida/curativo.
- Controle do exsudato para evitar maceração de bordos e pele periferida.
- Troca gasosa seletiva.
- Isolamento térmico.
- Permeabilidade a bactérias.
- Isenção de corpos estranhos.
- Ausência de trauma.

Tipos de Sintomas Cutâneos

Prurido

Definição:
Sensação desagradável, percebida sobre a pele, que provoca uma necessidade de coçar.

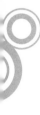

Causas:
- Desordens da hidratação cutânea (pele seca ou úmida).
- Doença cutânea primária.
- Drogas (opioides).
- Radioterapia.
- Tumor (doença de Hodgkin, outros linfomas, metástases cutâneas).
- Colestase (obstrução tumoral, hepatite).
- Desordens endócrinas (doenças da tireoide, hiperparatiroidismo, *Diabetes Mellitus*).
- Insuficiência renal (uremia).
- Deficiência de ferro.

Tratamento:
- Tratamento da causa básica.
- Medidas gerais:
    - Hidratar adequadamente a pele.
    - Desencorajar a coçadura.
    - Manter as unhas aparadas.
    - Enxugar a pele com toalhas macias com pequenas "pancadinhas".

- Tratamento farmacológico:
  - Em casos de prurido relacionado com ferida tumoral, aplicar fina camada de dexametasona creme ao redor da ferida.
  - Anti-histamínico.
  - Prometazina – 25mg a 50mg VO a cada 12 ou 24 horas.
  - Dexclorfeniramina – 1 a 2 VO a cada 8 ou 12 horas.
  - Loratadina – 10mg VO a cada 24 horas.
  - Colestiramina – 1 envelope VO a cada 8 horas.

Úlcera de Decúbito

Definição:
Ulceração cutânea resultante de pressão extrínseca e força de cizilhamento.

Classificação:
- Estágio I – pele íntegra, hiperemia que não regride, edema discreto, perda discreta da sensibilidade local.
- Estágio II – derme ou epiderme rompida, presença de flictema, pele escoriada, hiperemia moderada a intensa.
- Estágio III – presença de crostas, perda ou necrose de tecido subcutâneo, presença de exsudato e infecção, exposição da fáscia muscular.
- Estágio IV – perda de tecido muscular, exposição de periósteo e osso, lesão da fáscia muscular e necrose, presença de infecção local.

Tratamento:
- Medidas gerais:
  - Otimizar a nutrição.
  - Manter o leito limpo e arrumado.
  - Evitar traumas.
  - Redistribuir a pressão:
    - Mudança frequente de decúbito em pacientes restritos ao leito.
    - Utilização de colchão inflável ou piramidal.
    - Uso de coxim.
    - Hidratação cutânea.
    - Evitar baixas temperaturas e baixa umidade.
    - Suspensão do uso de corticosteroides.

- Estágio I:
  - Cobrir e proteger.
  - Limpar com sabão neutro, sem esfregar.
  - Aplicar filme transparente de poliuretano, placas de hidrocoloides finas.
  - Massagear áreas hiperemiadas.
  - Aplicar cremes e/ou soluções à base de ácidos graxos essenciais.
- Estágio II:
  - Cobrir, proteger, hidratar, isolar e absorver.
  - Prevenir da contaminação.
  - Aplicar filme transparente de poliuretano, placas oclusivas de hidrocoloide, espuma de poliuretano.
  - Limpar, sem esfregar, com soro fisiológico 0,9% morno.
  - Aplicar loções e cremes à base de ácidos graxos essenciais.
  - Não perfurar flictenas.
- Estágio III:
  - Cobrir, proteger, hidratar, isolar, absorver, limpar, prevenir infecção, promover granulação.
  - Cobrir com placas oclusivas de hidrocoloide, alginato de cálcio, placas de hidrogel.
  - Remover tecido desvitalizado, desbridar clínica ou mecanicamente.
  - Observar tipo de exsudato, colher cultura em caso de sinais de infecção.
  - Evitar qualquer tipo de fricção sob o tecido de granulação.
  - Aplicar cremes ou loção à base de ácidos graxos essenciais.
- Estágio IV:
  - Cobrir, proteger, hidratar, isolar, absorver, limpar, prevenir infecção, preencher espaços mortos, promover granulação.
  - Cobrir com absorventes, alginato de cálcio, coberturas de hidrogel, placas de hidrocoloide.
  - Manter todas as medidas de prevenção dos outros estágios.
  - Observar sinais de infecção sistêmica.
  - Realizar raios X para diagnóstico de osteomielite.
  - Preparar área para enxerto, caso necessário.
  - Aplicar creme ou solução à base de ácidos graxos essenciais.
  - Utilizar câmara hiperbárica.

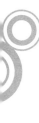

- Infecção:
    - Colher cultura da secreção e fazer teste de sensibilidade antibiótica.
    - Utilizar antibiótico sistêmico.

Úlcera Maligna

Definição:
Lesão cutânea associada a tumor primário ou metastático.

Tratamento:
- Medidas gerais:
    - Assepsia local com água e sabão neutro.
- Tratamento farmacológico:
    - Cultura da secreção e teste de sensibilidade antibiótica.
    - Antibiótico sistêmico e tópico.

As feridas causadas por neoplasias são tratadas com cuidados especiais, visto que a doença de base ocasiona uma espoliação sistêmica e, localmente, uma produção acelerada de células defeituosas que tornam lento e difícil o processo de cicatrização.

Orientações Gerais para Renovação de Coberturas em Feridas Tumorais Malignas Cutâneas (FTMC)

A avaliação dos seguintes parâmetros pode guiar a elaboração da melhor prática de enfermagem diante do curativo nas FTMC:
- Localização.
- Tamanho.
- Tipo de tecido presente (desvitalizado, ulceroso, necrótico, epitelizado).
- Presença de fístula.
- Quantidade e natureza do exsudato.
- Presença e nível do mau cheiro.
- Episódios de sangramento.
- Natureza e tipo de dor.
- Presença de dor associada à troca de curativos e limpeza da ferida.
- Sinais de infecção.
- Condição da pele ao redor da ferida.

- Impacto psicológico que a ferida traz ao paciente.
- Grau de entendimento/comprometimento do cuidador/familiar.
- Estética funcional do curativo.
- Condições socioeconômicas do paciente.
- Disponibilidade de materiais.

As feridas devem ser preparadas para aplicação das coberturas, de forma atraumática, utilizando-se irrigação de solução fisiológica aquecida. A retirada de corpos estranhos deve ser realizada no primeiro curativo, cabendo, nesse caso, algum tipo de invasividade (utilização de pinças, gaze ou outro acessório pertinente).

Limpeza:
- Soro fisiológico morno.
- Clorexidina degermante.

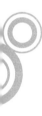

Feridas Sangrantes

- Tratamento farmacológico:
  * Sistêmico:
    - Coagulantes (ácido epsiloamino caproico – 1 a 2 cápsulas 500mg 3 a 4 vezes ao dia).
    - Sedativos.
  * Tópico:
    - Adrenalina, ácido epsiloamino caproico.

- Tratamento tópico:
  - Esponja hemostática (à base de colágeno).
  - Compressão manual.
  - Compressas geladas e/ou soro fisiológico 0,9% gelado.
  - Avaliação médica para radioterapia anti-hemorrágica.
  - Repouso absoluto.

Feridas com Odor

As feridas que apresentam odor se encontram infectadas por bactérias. Os principais microrganismos responsáveis pelo odor são:

- *Pseudomonas aeruginosa.*
- *Stafilococcus aureus.*
- Bacteroides.

Graduação do odor:
- Grau I – odor presente ao abrir a cobertura.
- Grau II – odor presente mesmo sem abrir a cobertura.
- Grau III – odor nauseante e intolerável.

Controle farmacológico:
- Sistêmico:
  - Metronidazol.
  - Clindamicina (mais utilizada em cabeça e pescoço).
  - Ceftazidina (potencializa Metronidazol).
- Tópico:
  - Hidróxido de Alumínio: grau I – aplicado na lesão com gaze umedecida.
  - Metronidazol: graus II e III.
  - Solução 1% (comprimido dissolvido em soro fisiológico 0,9%).
  - Gel 0,8% (manipulado).
  - Geleia vaginal.
  - Sulfadiazina de prata 1%: graus I e II.
  - Carvão ativado impregnado com metal prata (Ag): grau II.
- Controle do odor no ambiente:
  - cinco pedras de carvão vegetal sob a cama e/ou dispostos nos locais em que o paciente se mantém.

Feridas com Secreção

- Cultura do sangue ou secreção.
- Antibioticoterapia sistêmica (considerar uso de metronidazol 250mg a 500mg por 7, 15 ou 30 dias, associado ou não a outro antibiótico).
- Carvão ativado (envolto em gaze umedecida com soro fisiológico 0,9% e/ou água tratada).
- Alginato de cálcio (no leito da ferida com cobertura de gaze).

Feridas com Necrose

Desbridamento:
- Mecânico.
- Enzimático: colagenase.
- Carvão ativado (necrose seca e cavitária).

Feridas com Granulação

- Cobertura não aderente: gaze vaselinada e vaselina.

Feridas com Miíase

- Extração manual.
- Aplicação de Tiabendazol (pomada) por 4 dias.
- Avaliação médica para radioterapia.

Produtos utilizados em coberturas

Soluções

Estão proibidos, pela portaria nº 2616/1998 MS, os mercuriais orgânicos, acetonas, quaternários de amônia, éter e clorofórmio.

Foram preconizados para utilização pela mesma portaria:
- Soluções iodadas (PVPI) – profilaxia em procedimentos invasivos.
- Álcool a 70% – antissepsia de pele íntegra.
- Clorohexidina – germicida preconizado, também para procedimentos invasivos, porém incompatível com soluções iodadas.
- Permanganato de potássio – desodorizante.

Ácidos Graxos Essenciais

Indicados para umectação de pele íntegra e prevenção de úlcera de pressão.

Sulfadiazina de Prata

Indicada em lesões colonizadas ou infectadas, em especial radiodermites grau II e queimaduras.

Carvão Ativado
Indicado para lesões altamente exsudativas, podendo ou não estar impregnado com o metal prata (Ag), cuja função bactericida enriquece o mecanismo de ação desse material.

Hidrocoloide
Indicado para lesões preferencialmente de grau II, que demandam umidade para aceleração do processo proliferativo. Apresenta-se sob a forma de placa e fita ou em combinação com gel amorfo e pasta gelificante.

Alginato de Cálcio e Sódio
Indicado para lesões exsudativas com propriedades desbridantes por mecanismo autolítico. Apresenta-se sob a forma de placa e fita ou em combinação com gel amorfo.

Papaína
Indicado para lesões necróticas com propriedades desbridantes por mecanismo enzimático. Apresenta-se sob a forma de pó.

Filme Adesivo Transparente
Permeável a gases e vapores e impermeável a líquido e bactérias. Indicado para feridas superficiais, cobertura de incisões cirúrgicas não drenantes, fixação de drenos e cateteres, proteção da pele contra o atrito em regiões de risco e pressão.

Gaze Não Aderente
Protege o tecido neoformado no leito da lesão.

QUADRO COMPARATIVO DE TÉCNICAS USADAS

Ação	Gaze	Poliu-retano	Alginato de Ca e Na	Hidrogel	Hidroco-loide	Carvão Ativado e Ag
Retenção de Umidade		•	•	•	•	
Absorção	•		•	•	•	
Desbridamento Químico			•	•	•	•
Redução de odor			•	•	•	•
Dispensa curativo secundário		•			•	
Não adere à ferida		•	•	•	•	

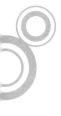

Sintomas Cutâneos em Radioterapia

Norma Sueli Fernandes,
Maria de Fátima Lins Reis
e Renata Martins

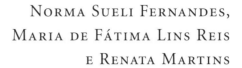

Pacientes submetidos à radioterapia requerem atenção especial com os cuidados da pele, pois a toxicidade gerada pelo tratamento pode levar ao aparecimento de complicações que afetam a qualidade de vida do indivíduo.

Faremos um breve resumo sobre radioterapia, prevenção e tratamento dos efeitos colaterais, dando ênfase à toxicidade cutânea.

Segundo Murad (1990), as décadas de 1980 e 1990 testemunharam um considerável avanço no tratamento do câncer, tendo-se a cura como objetivo terapêutico real na maioria dos tumores diagnosticados. A radioterapia é um tratamento de ampla utilização, visto que mais de 60% de todos os tumores malignos terão indicação de irradiação no curso de sua evolução.

O enfermeiro que trabalha em radioterapia deve ter amplo conhecimento científico sobre essa terapia e manter-se sempre atualizado para prestar uma assistência de enfermagem qualificada.

A integração de uma equipe multiprofissional atuante em radioterapia é necessária não só para a atenção direta aos pacientes, como também para o apoio técnico e administrativo do serviço.

Radioterapia – Considerações Físicas

A radioterapia é um tratamento em que se utilizam radiações ionizantes para se atingir células malignas, impedindo sua multiplicação por mitose e/ou determinando a morte celular. Os efeitos da radiação dependem, sobretudo, da qualidade e da quantidade da radiação incidente e da natureza do tecido com o qual está interagindo (Salvajoli, 1999).

A probabilidade de controle local de um tumor está diretamente relacionada à dose de radiação aplicada. A relação dose-resposta, tanto nos tecidos tumorais como nos tecidos normais, segue os padrões de uma curva sigmoide. Assim sendo, a probabilidade de controlar um tumor varia exponencialmente com a dose aplicada, com a quantidade de células clonogênicas do tumor, com o tempo de tratamento e o número de aplicações (Salvajoli, 1999).

As radiações ionizantes são emissões de ondas eletromagnéticas ou partículas de alta energia provenientes de aparelhos ou de materiais radioativos. As radiações ionizantes são aquelas que, quando incidem na matéria e são absorvidas, provocam sua ionização pela expulsão de partículas atômicas (Murad, 1990).

Finalidades da Radioterapia

Murad afirma que a radioterapia pode ser radical – indicada para tumores suscetíveis de cura pelas radiações como em lesões iniciais de pele, próstata e laringe – ou paliativa – indicada para se obter regressão parcial de tumores avançados ou das metástases, aliviar dores, conter hemorragias de tumores primários e secundários ulcerados etc. Na radioterapia paliativa, o tratamento pode ser curto, causando um mínimo de efeitos colaterais, ou longo, com maior probabilidade de comprometimento de tecidos normais.

A radioterapia pode ainda ser aplicada como adjuvante no pré-operatório, para reduzir o tamanho do tumor e facilitar a cirurgia, diminuindo a viabilidade das células e tornando as metástases menos prováveis. Aplicada no pós-operatório, serve para esterilizar as células neoplásicas liberadas na operação ou destruir os restos da lesão após extirpações incompletas. Uma outra forma de combinação terapêutica é a radioterapia intraoperatória, que permite maior concentração de dose de radiação local em dose única pelo afastamento das partes sadias durante a aplicação.

Técnicas de Irradiação

Existem dois tipos de técnicas de irradiação: a teleterapia e a braquiterapia.

Teleterapia:
Consiste na terapia a distância, ou seja, a fonte emissora de radiação fica a certa distância do paciente. Nessa categoria, enquadram-se os feixes de raio X, de raio gama, de elétrons de alta energia e de nêutrons. Os principais aparelhos utilizados são: aparelho de raio X, acelerador linear ou aparelhos de teleisótopoterapia (bomba de cobalto).

Braquiterapia:
É a terapia de curta distância, na qual a fonte emissora permanece próxima ou implantada no local a ser tratado. Segundo a localização da fonte, a braquiterapia pode ser classificada em:
- Terapia de contato – a fonte é colocada próxima da pele, procedendo-se à radioterapia superficial.
- Terapia intracavitária – a fonte é introduzida em cavidade do organismo (traqueia, esôfago, vagina, reto, uretra), de acordo com o caso e o material e equipamentos utilizados. É usado material radioativo contendo Césio 137 ou Irídio 192.
- Terapia intersticial – a fonte encontra-se na ponta de uma sonda ou cateter, cuja introdução no organismo se faz por meio de "escopias". As fontes são em forma de agulhas e podem ser Césio 137, Irídio 192, Cobalto 60.

Efeitos Colaterais

Os efeitos colaterais relacionam-se aos danos dos órgãos e estruturas envolvidos no campo de aplicação. Há, porém, alguns efeitos que são comuns aos pacientes que se submetem à radioterapia e que independem do local de aplicação: fadiga, reações de pele e inapetência.

Em relação ao tempo de ocorrência, os efeitos colaterais podem ser classificados em:
- Agudos – efeitos que ocorrem durante o tratamento, e até seis meses após, como náuseas, vômitos, febre, diarreia, alopécia, astenia, inapetência, *reações de pele*, hemorragias, dor local e fadiga.

- Subagudos – efeitos que persistem ou ocorrem após seis meses do término do tratamento, não estando relacionados com a existência ou severidade dos efeitos agudos. São eles: anemia, trobocitopenia e leucopenia (que também podem ser agudos), hipovitaminoses, desidratação, fibrose, entre outros.
- Tardios – são aqueles que ocorrem anos após a radioterapia e podem consistir em mutações genéticas (que poderão ser transmitidas a gerações subsequentes), leucemia e cânceres de pele, de mama, de osso etc. (Leitão, 1994).

Em relação à gravidade dos efeitos colaterais, o Radiation Therapy Oncology Group (RTOG) definiu os seguintes critérios:

ESTRUTURA	Grau I	Grau II	Grau III	Grau IV
PELE	Eritema leve/ epilação/ descamação seca	Eritema doloroso, descamação úmida localizada/ edema moderado	Descamação úmida, confluente/edema importante	Ulceração, hemorragia, necrose
MEMBRANA MUCOSA	Congestão/ pode ter dor, mas sem requerer analgésico	Mucosite localizada que pode produzir efusão serossan-guinolenta/ pode ter dor, necessitando de analgésico	Mucosite fibrinosa confluente/ dor severa, necessitando de narcótico	Ulceração, hemorragia, necrose
FARINGE E ESÔFAGO	Disfagia ou odinofagia leve	Disfagia ou odinofagia moderada/ pode necessitar de analgésico tópico ou analgesia não narcótica/pode necessitar de dieta com alimentos pastosos	Disfagia ou odinofagia grave com desidratação ou perda de base de mais de 15%, necessitando de alimentação por sonda nasogástrica, alimentação venosa, ou hiperalimentação	Obstrução completa, ulceração, perfuração, fístula

continua

continuação

ESTRUTURA	Grau I	Grau II	Grau III	Grau IV
ABDÔMEN SUPERIOR	Anorexia com ≤5% de perda de peso/náusea sem necessitar de antieméticos/ desconforto abdominal sem necessitar de drogas ou analgesia	Anorexia com ≤15% de perda de peso/náusea ou vômitos, necessitando de antieméticos/ dor abdominal, necessitando de analgésico	Anorexia com ≤5% de perda de peso ou necessitando de sonda gástrica ou alimentação parenteral/dor abdominal severa, apesar da medicação/hematêmese ou melena/distenção abdominal	Íleo, obstrução subaguda ou aguda, perfuração, hemorragia GI, necessitando de transfusão/ dor abdominal, requerendo descompressão por sonda ou por cirurgia
ABDÔMEN INFERIOR	Aumento na frequência das evacuações, mas sem necessitar de medicação/ desconforto retal, mas sem necessitar de medicação	Diarreia, necessitando de medicação/perda de muco pelo reto, mas sem necessitar de absorvente/ dor retal ou abdominal, necessitando de medicação	Diarreia, necessitando suporte parenteral/perda de muco ou sangue pelo reto, necessitando absorventes/distenção abdominal (raio X mostra alças abdominais distendidas)	Obstrução, fístula ou perfuração aguda ou subaguda/sangramento GI, necessitando de transfusão/ dor abdominal, tenesmo, necessitando de descompressão por sonda ou por cirurgia
GENITURI- NÁRIO	Frequência e nictúria duas vezes o nível pré-tratamento/ disúria e/ou urgência, sem necessitar de medicação	Frequência da nictúria ou noctúria mais do que a cada hora/disúria/ urgência ou espasmo vesical necessitando de medicação	Frequência ou nictúria menos do que a cada hora/ disúria/dor pélvica ou espasmo vesical necessitando de medicação narcótica regular/ hematúria macroscópica com ou sem passagem de coágulos	Hematúria, necessitando de transfusão/ obstrução vesical aguda não relacionada a formação de coágulos, ulceração ou necrose

Ações de Enfermagem em Radioterapia

A função assistencial do enfermeiro para com os pacientes submetidos à radioterapia engloba a explicação dos objetivos do tratamento, bem como a prevenção das complicações e a minimização dos efeitos colaterais inevitáveis. A fim de que o enfermeiro tenha segurança para desempenhar essas atividades, ele deve conhecer os princípios da radioterapia, as principais características dos efeitos colaterais mais frequentes e também as medidas necessárias para diminuir essa toxicidade. Deve-se ter em mente as finalidades da radioterapia e se está sendo administrada isoladamente ou combinada com outras modalidades de tratamento.

O enfermeiro deve reconhecer os danos à pele e orientar os pacientes dando ênfase às seguintes recomendações:

- Manter o local de tratamento o mais seco e livre de irritações possível.
- Não usar loções, cremes, talcos, desodorantes ou álcool; usar somente o que for recomendado pelo médico ou enfermeiro.
- Tomar banho morno com sabonete hidratante.
- Não esfregar o local.
- Não usar sutiã, Lycra® ou roupa sintética (no local de aplicação).
- Não fazer a barba com gilete (se aplicação for no rosto).
- Não usar esparadrapo ou adesivo sobre a pele irradiada.
- Não expor a área de tratamento ao sol.
- Não usar roupas de cor escura.
- Evitar o vapor do fogão.
- Ingerir entre 2 e 3 litros de líquidos por dia.
- Iniciar uso de hidratante à base de *Aloe vera* no 1º dia de aplicação. Aplicar 2 vezes por dia após o banho (manhã e noite).
- Lembrar de retirar da pele o hidratante quando for se submeter à irradiação (a pele deverá estar limpa e seca, livre de qualquer produto).

Orientações em situações críticas durante o tratamento. O que fazer?

A reação de pele é o efeito colateral mais comum da irradiação e se apresenta como:

Reação grau I
É uma reação habitual que consiste em eritema apresentando uma coloração vermelho-brilhante por 2 a 3 semanas (durante ou após a aplicação). É comum também verificar-se a descamação da pele e uma exsudação (serosa) branca.
Conduta:
- Continuar com o hidratante, 2 vezes por dia (manhã e noite).

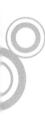

Reação grau II
É a reação provocada por doses terapêuticas elevadas. Consiste em eritema rubro-escuro e edema de pele, aparecendo 2 a 3 semanas após o início da aplicação.

A destruição da epiderme leva à formação de bolhas na pele; há descamação, que pode ser seca ou úmida, com destruição das glândulas sebáceas e sudoríparas.

Conduta:
- Suspender o hidratante.
- Aplicar Cicatrene durante 7 dias, 2 vezes ao dia.
- Manter o tratamento.

Reação grau III
É a reação de pele decorrente de uma superdosagem. Produz a destruição do derma e o desenvolvimento de uma úlcera necrótica dolorosa. A cura, quando ocorre, é lenta.

Conduta:
- Suspender o tratamento.
- Aplicar sulfadiazima de prata 2 vezes por dia – uma camada fina durante 7 dias.
- Agendar retorno em 3 dias para avaliação da pele.
- Em seguida usar AGE, se necessário.

Referências Bibliográficas

BORGES, Eliane Lima, et al. *Feridas como tratar*. Belo Horizonte: Folium Comunicação Ltda., 2001.

DEALEY, Carol. *Cuidando de ferida*. São Paulo: Ateneu, 1996.

GOIA, Prem P. *Feridas: tratamento e cicatrização*. Rio de Janeiro: Revinter, 2003.

KRASNER, Diane; RODEHEAVER, Georg, et al. *Chronic wound care: A clinical source book for healthcare professionais*. 3. ed. USA: HMP Communications, 2001.

LEITÃO, A. C.; GOMES, R. A. *Radiobiologia e fotobiologia: respostas celulares às lesões induzidas por agentes físicos e químico*. Instituto de Biofísica Carlos Chagas Filho – UFRJ, Rio de Janeiro, 1994.

MURAD, A. M.; KATZ, A. *Oncologia: bases clínicas do tratamento*. Rio de Janeiro: Guanabara Koogan, 1990.

SALVAJOLI, J. V.; SOUHAMI, L.; FARIA, S. L. (org). *Radioterapia em oncologia*. Med-Si, 1999.

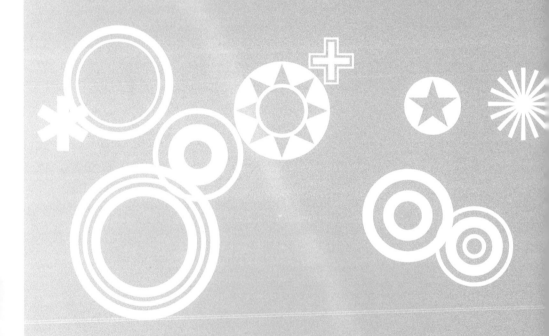

PARTE 3

Cirurgia em Cuidados Paliativos

Alfredo Guarischi

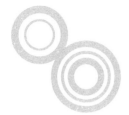

Cuidados paliativos em oncologia devem fazer parte da prática cirúrgica. Os cirurgiões, independentemente de especialidade, tratam de um grande número de pacientes com tumores sólidos em estágio avançado ou que progridem após um período de remissão. No entanto, a maioria dos trabalhos científicos está relacionada à discussão sobre qual o melhor tratamento curativo. Há poucos trabalhos versando sobre a qualidade da paliação cirúrgica, e menos ainda sobre a cirurgia em pacientes já em tratamento paliativo.

O primeiro passo é lembrar que, para um paciente que vai viver poucos meses (por exemplo, seis meses), a realização de um procedimento cirúrgico complexo, com internação longa, pode resultar em fracasso terapêutico, já que esse expediente influi na qualidade de vida do paciente e de sua família. Procedimentos cirúrgicos em Medicina Paliativa devem ser realizados preferencialmente em base ambulatorial ou com curta internação hospitalar. Esses procedimentos paliativos devem ser diferenciados de cirurgias paliativas de grande porte e com longa internação, que visam a oferecer uma sobrevida longa, porém não curativa, como é o caso do tratamento de um paciente com adenocarcinoma gástrico e doença metastática. Dependendo do quadro clínico e das comorbidades, esse paciente pode ser candidato a uma gastrectomia parcial paliativa, a uma gastroenteroanastomose ou a uma jejunostomia. Qual o critério? A cirurgia é a maior arma no tratamento dos tumores sólidos, tanto do ponto de vista de possibilitar a cura, nas lesões iniciais, como no de oferecer a melhor forma de paliação, na maioria dos casos. Pacientes com doença metastática, em sua maioria, recebem tratamento não curativo; entretanto, a paliação, com o avanço global das várias especialidades médicas, pode significar uma sobrevida bem maior do que a oferecida há uma década e, sem dúvida, uma qualidade de vida muito melhor. Não há mais lugar para a figura do paciente fora dos recursos terapêuticos; há sempre a possibilidade de oferecer tratamento paliativo, o que não exclui a cirurgia.

O avanço da quimioterapia (QT), com o permanente desenvolvimento de novas drogas e o melhor conhecimento dos efeitos colaterais de fármacos consagrados, permitiu a aplicação de medidas complementares para minimizar esses efeitos (fator de crescimento de leucócitos foi um dos maiores avanços). Novas formas de radioterapia (conformacional e braquiterapia) também ajudaram muito no controle loco-regional, principalmente com os protocolos de associação com a QT. Apesar de todos esses avanços, a cirurgia ainda possui papel importante no combate à recorrência ou à persistência da doença. Um problema que observamos constantemente é o do paciente considerado fora dos recursos terapêuticos. Pacientes portadores de tumores sólidos operados mais de uma vez, e já submetidos a diversos esquemas de quimioterapia, associados ou não a radioterapia, e que apresentam sintomatologia de abordagem cirúrgica, acabam sendo considerados fora dos recursos terapêuticos. É fundamental avaliar o paciente, o estágio da doença e o contexto. Em algumas situações, um cirurgião experiente pode oferecer um procedimento que contribua para melhora da qualidade de vida do paciente, ainda que outras opções possam, isoladamente, parecer mais adequadas.

Não existem muitos estudos prospectivos sobre cirurgia paliativa para pacientes em estágio avançado em cuidados paliativos. A maioria dos estudos publicados é referente a estudos retrospectivos.

O treinamento cirúrgico é voltado principalmente para a realização de cirurgias com o objetivo de remoção completa ou parcial do tumor. Derivações, quando realizadas, frequentemente deixam uma frustração no cirurgião, principalmente naqueles que se dedicam à oncologia cirúrgica como atividade principal.

Pacientes com doença neoplásica avançada, independentemente do local primário do tumor, vão apresentar pelo menos algum tipo de problema digestivo, urinário ou respiratório na progressão da doença que necessite de avaliação cirúrgica. A decisão pela cirurgia deve ser tomada por cirurgião experiente, pois, em pacientes fora dos recursos de cura com expectativa de vida de poucas semanas, um procedimento cirúrgico pode não ser facilmente aceito pelo paciente ou por sua família, ou mesmo pelo médico não cirurgião que o acompanha. Portanto, além de experiência para a realização da cirurgia, o profissional deve ter experiência para lidar com cenários em que a qualidade de vida passa a ter um significado especial, tema que grande parte da comunidade cirúrgica só passou a discutir nas últimas décadas.

A realização de uma colostomia, por exemplo, pode ter inúmeras implicações. Num paciente com obstrução intestinal, associada à progressão do tumor em outros lugares, pode ser tecnicamente indicada, no entanto, o benefício a ser obtido muitas vezes é irrelevante no contexto. Ocasionalmente, pode ocorrer o inverso: uma derivação intestinal ou urinária, em paciente com dor pélvica e fístula, pode proporcionar o benefício da diminuição do uso de opiáceos e melhorar o convívio familiar, mesmo com a impressão inicial negativa de derivações externas de fezes ou urina.

Neste capítulo procuraremos ser o mais objetivos possível, relatando experiências com base em casos reais para os quais nem sempre a decisão inicial foi a melhor. Ao final do texto, sob o título "referências bibliográficas", foram selecionados alguns artigos indicados para aqueles que desejarem aprofundar-se no tema.

Definição do tipo de cirurgia

Cirurgia curativa é toda aquela que remove completamente o tumor, associada ou não à ressecção de órgãos ou linfonodos adjacentes e na qual as margens cirúrgicas não estão comprometidas (cirurgia R0). As demais cirurgias oncológicas de ressecção, que não preencham esses critérios, são consideradas cirurgias paliativas. Uma cirurgia com doença microscópica residual é chamada de R1. Quando existe doença macroscópica residual, é considerada R2. Grande parte dos pacientes portadores de tumores sólidos é submetida a cirurgias paliativas.

Essas siglas não devem ser confundidas com as de linfadenectomia D0, D1 ou D2. Essa denominação refere-se às estações linfonodais ressecadas.

Ressecção paliativa

Na maioria dos serviços de cirurgia, mesmo os de cirurgia oncológica, os pacientes operados, com certa frequência, são acompanhados por clínicos ou oncologistas; poucos são os centros em que o cirurgião programa visitas ambulatoriais pós-operatórias em longo prazo, acompanhando seus pacientes por somente alguns meses após a cirurgia. Essa é uma conduta que deveria mudar, pois o discurso da multidisciplinaridade do tratamento oncológico implica que toda a equipe troque informações de forma constante. Quando o cirurgião é consultado em relação a uma recidiva, ou a uma piora dos sintomas em um paciente com sabida doença residual, mas que vem sendo tratado sem acompanhamento cirúrgico, é mais difícil tomar decisão. Nessas situações, frequentemente surgem dúvidas sobre o que fazer ou sobre a urgência com que deve ser feito. Nenhum método complementar tem a amplitude de uma observação clínica criteriosa e frequente. Alguns pacientes podem ter enorme benefício com nova cirurgia, mesmo quando estão em cuidados paliativos.

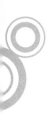

Os pacientes tratados inicialmente com cirurgia paliativa são acompanhados em geral por médicos de alguma especialidade clínica ou por oncologistas clínicos. Havendo progressão da doença, esses pacientes, em sua maioria, deixam de ser avaliados pelo cirurgião inicial. Por quê? Se o cirurgião inicial não o acompanhou por achar que de nada adiantaria ("a cirurgia realizada foi a possível..."), qual seria seu papel agora? O oncologista clínico ou radioterapeuta que vem acompanhando o paciente acaba focando seus esforços em novos regimes de tratamento medicamentoso ou em alguma forma de irradiação. Em algumas dessas ocasiões, existe a possibilidade de nova intervenção cirúrgica, mesmo paliativa, que poderia proporcionar algum tempo a mais de vida ou permitir que um novo tratamento clínico seja oferecido em condições melhores. O cirurgião inicial, se tiver experiência em cirurgia oncológica, deve sempre ser consultado pela equipe de cuidados paliativos para opinar. Não sendo possível, é importante que haja uma consultoria por especialista.

Cirurgia alargada paliativa

Cirurgias alargadas paliativas são controversas e só devem ser realizadas por cirurgiões experientes. É importante explicar detalhadamente o que está sendo proposto não só ao responsável legal pelo paciente, mas também, se possível, ao próprio paciente. Há ainda a necessidade de que os demais profissionais envolvidos tenham uma dimensão do que está sendo proposto, de sua morbidade e eventual mortalidade. Alguns membros da equipe podem não concordar com a conduta, e divergências, tornadas públicas de modo inadequado, contribuem para desestabilizar a sempre frágil perspectiva do caso. Em geral, pacientes sem perspectiva de vida longa aceitam com mais facilidade o proposto que seus familiares. É o fio da esperança. Profissionais pouco afeitos à problemática, mas envolvidos por laços de amizade, acabam necessitando de grande suporte para lidar com a situação. Em relação a pacientes para os quais sabidamente não existe perspectiva de cura, o conceito de paliação cirúrgica pode eventualmente ser confundido com "cura". Experiências pessoais, valores religiosos ou socioeconômicos acabam se misturando obrigatoriamente e devem ser levados em conta no sentido de preservar a autonomia do paciente (quando esta existe). No entanto, a decisão técnica da equipe responsável deve ser exposta com clareza.

Um exemplo prático é a exenteração pélvica paliativa. Quem acompanhou o final de vida de um paciente com invasão nervosa ou vascular da bexiga, da vagina ou do reto, decorrente de um tumor ginecológico, retal ou urológico, tem uma dimensão do problema. Não é infrequente o paciente ficar meses em cuidados paliativos sem ter-lhe sido oferecida essa opção cirúrgica. Apesar de a exenteração pélvica ter uma morbidade alta (o tempo médio de internação é de três semanas, sendo que um terço dos pacientes desenvolvem algum tipo de complicação não fatal), o resultado pode ser uma melhora considerável no controle da dor, do desconforto pélvico, dos episódios de sangramentos e de internações. A mortalidade cirúrgica em centros com experiência é menor que 5%. Situação semelhante é a indicação de gastrectomia total em pacientes com sangramento digestivo e já submetidos a RXT + QT por adenocarcinoma gástrico.

Outro exemplo diz respeito à amputação de membros por sarcomas ou metástases. Pacientes com progressão em extremidades apresentam em algumas ocasiões lesões volumosas, ulceradas, infectadas, nas quais a amputação pode ser a melhor opção mesmo em vigência de metástases a distância. Sarcomas de partes moles ou ósseos, quando apresentam metástases, têm o pulmão como local mais frequente. Nesses casos, a amputação do membro afetado é uma contraindicação relativa como tratamento primário. No entanto, dependendo das alterações funcionais ocasionadas pelas metástases pulmonares e da sintomatologia do membro afetado, a melhor conduta está na amputação paliativa do membro, mesmo na vigência de lesões pulmonares não ressecáveis. Em alguns casos, é possível não só controlar a dor, como diminuir o uso de opioides, com consequente melhoria do sensório (maior interação com familiares), e até mesmo da condição respiratória. Não é infrequente a infecção de partes moles ou a osteomielite serem os fatores determinantes para a opção pela cirurgia alargada. Amputação interescápulo torácica (em metástase de hipernefroma), hemipelvectomia (em tumor de canal anal) e sacrectomia total (em neurofibrossarcoma) podem ser realizadas com sucesso. Essas condutas de exceção devem ser bastante discutidas entre profissionais envolvidos, paciente e familiares, a fim de demonstrar o caráter paliativo do procedimento, sem utilizar os mesmos argumentos que eventualmente usamos quando a indicação é feita para pacientes com doença localmente avançada.

Problemas específicos

Derrame pleural

Diante de um derrame pleural, é importante confirmar sua natureza. Pacientes oncológicos podem ter derrames decorrentes de desnutrição, de falência cardíaca ou de quadro infeccioso; não são obrigatoriamente neoplásicos. Portanto, é importante a confirmação da natureza do fluido, por meio de citologia do líquido ou de biopsia pleural.

Outro ponto importante é saber não só quantificar o derrame, mas também determinar se existe septação. A tomografia computadorizada (TC) é o melhor método de imagem nesses casos, porém devemos considerar os custos e as dificuldades que envolvem sua realização para um paciente em cuidados paliativos. Outra opção para esse caso são os raio X simples de tórax, na posição póstero-anterior e perfil, além de Laurell no lado do derrame. Para pacientes acamados, o exame de raio X no leito deve ser avaliado com cautela. A ultrassonografia (US) realizada à beira do leito pode ser bastante útil e permite que a punção pleural seja mais precisa. O material colhido deve sempre ser enviado para exame citológico, bioquímico e eventual cultura. Pequenos derrames pleurais, que em outras ocasiões não seriam puncionados ou drenados, podem descompensar a condição ventilatória em pacientes com linfangite carcinomatose. Nesses casos, é importante considerar não apenas o volume estimado do derrame, para decidir quanto à realização ou não de um procedimento cirúrgico, mas também a condição funcional pulmonar nesse contexto especial.

Estabelecida sua natureza maligna, o derrame pleural deve ser em geral evacuado. Grandes derrames devem ser retirados lentamente de modo a evitar o edema pulmonar pós-expansão. A punção deve ser feita, de preferência, com o paciente sentado; após anestesia local, é realizada uma primeira punção com agulha fina. Confirmada a adequação do local, sem retirar a agulha, é introduzido um jelco #14, em paralelo à agulha. Um sistema de three-way, no qual o equipo de soro é conectado a um sistema fechado, permite a retirada do derrame de forma lenta e progressiva. Existem no mercado kits especiais para punção, ou mesmo drenagem fechada, de fácil manuseio. Um fator limitante é o seu elevado custo, comparado ao uso do material simples com um jelco. A US é bastante útil para orientar a punção de pequenas coleções ou quando há septação.

O uso da toracoscopia diagnóstica, num paciente em cuidados paliativos, deve ser reservado para situações especiais. Uma vez indicada a toracoscopia, deve ser discutida com o cirurgião a possibilidade de se promover, no mesmo ato cirúrgico, uma efetiva pleurodese (química, por abrasão ou com uso de talcagem). A toracoscopia necessita de anestesia geral na maioria das vezes.

Nos grandes derrames, ou derrames sanguinolentos, ou recidivados é necessária a drenagem pleural. Os drenos de menor calibre são bem menos dolorosos, porém o calibre deve assegurar uma efetiva drenagem, principalmente nas coleções espessas ou sanguíneas. Em geral, usamos um dreno Fr 18. A drenagem pleural deve ser realizada preferencialmente num centro cirúrgico, mas muitas vezes, em decorrência da condição do paciente, acaba sendo realizada no próprio leito. Requer cuidado especial na fixação do dreno na pele do paciente. Recomenda-se um fio de náilon 0 (Prolene 0). O curativo deve ser oclusivo e trocado diariamente. É importante a correta colocação da conexão no orifício do frasco com selo d'água. Não é infrequente ocorrer o equívoco do tubo suspiro do frasco, e não o do selo d'água, ser inadvertidamente conectado ao tubo do dreno. É importante que o frasco de drenagem não seja elevado acima do nível do orifício do dreno, a menos que a conexão esteja clampeada.

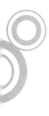

Assegurado o esvaziamento do derrame pleural, na maioria dos casos, deve-se realizar a pleurodese, para diminuir a recidiva do derrame. Nessa técnica introduz-se, na cavidade pleural, de maneira asséptica, uma substância irritante que promova um processo inflamatório entre as pleuras visceral e parietal, fazendo sua adesão. Desse modo, o acúmulo de líquido, após a retirada do dreno, é bastante reduzido. O uso de quimioterápico para realização de pleurodese é atualmente considerado controvertido, sendo o antibiótico Terramicina mais comumente usado em nosso meio. A pleurodese não requer anestesia geral, podendo ser realizada no leito hospitalar. O paciente deve fazer a mudança de decúbitos (lateral, anterior e posterior) de modo que assegure que toda a cavidade pleural sofreu ação do material usado para a pleurodese.

O método que resulta em menor número de recidiva de derrame neoplásico é aquele que utiliza talco borrifado. É doloroso e exige sedação, sendo mais frequentemente realizado quando se faz toracoscopia. Nesses casos, o paciente está anestesiado, e o cirurgião pode borrificar, sob visão direta, todas as partes da cavidade pleural, desfazendo eventuais aderências pleurais que dificultem a completa exposição de toda a pleura.

Ascite maligna

Trata-se de uma situação extremamente frequente. É importante o diagnóstico citológico da natureza maligna do derrame. Na falha do uso de diuréticos, torna-se necessária a realização de punção abdominal para alívio dos sintomas. Pacientes com cirurgias prévias, muitas das vezes múltiplas, têm ascite septada, e não apenas uma cavidade peritoneal livre. Nesses casos, o uso de US, além de bastante útil para guiar a punção, pode evitar complicações, sendo a punção inadvertida de alça intestinal a mais comum.

Em condições especiais, pode-se realizar punção no ambulatório e permitir que o paciente retorne para sua residência, após algumas horas de repouso. Caso seja retirado mais do que dois litros de ascite, recomenda-se a reposição de coloide. A albumina humana tem vantagem sobre o plasma, pelo seu poder oncótico, comparado a um pequeno volume. Novamente a questão econômica acaba limitando seu uso. Pacientes nos quais se realizam retiradas frequentes de ascite desenvolvem tolerância à retirada de volumes maiores. Não é incomum ser necessária a retirada de 5 litros a 7 litros, numa única punção, para total esvaziamento; a decisão, porém, deve ser individualizada. Não recomendamos retirar mais que 3 litros numa primeira punção. Durante o procedimento devem ser monitorizadas a pressão arterial e a frequência cardíaca. Havendo hipotensão, deve ser iniciada reposição venosa com soro fisiológico, ringer ou albumina.

Em pacientes com massas abdominais ou cirurgias prévias, devemos recorrer a algum método de imagem (TC ou US) para definir o melhor local da punção abdominal. A técnica da drenagem é simples. O paciente deve ser colocado em ligeiro decúbito lateral, de modo que assegure uma punção mais fácil. Deve-se percutir o abdome do paciente para definir a área de maior macicez. Havendo cirurgias prévias ou estomias (colostomia, por exemplo), deve-se procurar estar longe dessas regiões, em razão da maior contaminação e do risco de punção visceral acidental. Após anestesia local, a primeira punção deve ser com uma agulha fina. Assegurado que a cavidade peritoneal foi adequadamente puncionada, usamos um jelco #14, em paralelo à agulha fina. Esse jelco é fenestrado com um corte lateral de 2mm a 3mm, que permite que, mesmo havendo aderência de uma alça intestinal, conforme a retirada da ascite, não haja interrupção da retirada do fluido. É importante lembrar que o mandril de metal do jelco é extremamente cortante e que, à medida que o jelco seja introduzido, o mandril deve ser progressivamente retirado. Com essa simples manobra, diminuímos o risco de lesão visceral.

Quando se realiza a primeira drenagem, deve-se sempre enviar o líquido para avaliação bioquímica e citologia oncológica. A ascite quilosa clássica tem um aspecto leitoso, porém pode apresentar, na fase inicial, um aspecto apenas turvo, e o exame bioquímico (colesterol, triglicerídeo e proteínas) permite o diagnóstico.

Em paciente obesos, a paracentese é mais difícil, sendo também uma boa indicação do uso da US para guiar a punção. Em pacientes muito magros deve-se ter cuidado para não se introduzir demasiadamente a agulha. Ascite em pequeno volume raramente é sintomática e só deve ser puncionada caso sirva para modificar a terapêutica. Nesses casos, alguma técnica de imagem (US ou TC) deve ser utilizada para diminuir o risco de complicação e assegurar a retirada adequada da ascite.

Após assegurar a punção correta devemos conectar o jelco a um equipo de soro. Um sistema fechado de coletor interrompe o circuito. Durante a drenagem é necessário mudar o decúbito do paciente algumas vezes de modo que facilite a drenagem. Pequena massagem contralateral ao sítio da punção ajuda na drenagem. Deve-se explicar ao paciente ou a seus acompanhantes que o local da punção pode continuar drenando líquido por algumas horas, eventualmente por mais de um dia. O curativo do local da punção deve ser trocado diariamente, mas em geral o orifício cutâneo fecha em dois dias. Não é infrequente surgirem implantes neoplásicos em antigos sítios de punções. Em geral são dolorosos, mas raramente há indicação de ressecção, pela própria condição do paciente.

A colocação de shunt peritoneo-jugular (Shunt de Le Veen) não tem indicação quando existe ascite maligna. Essa técnica consiste em comunicar a cavidade peritoneal com o sistema venoso, com o fluxo assegurado por uma válvula unidirecional. Ela foi idealizada para pacientes cirróticos e com ascite refratária a tratamento clínico. O sistema utiliza um dreno na cavidade peritoneal, conectado a um longo tubo siliconizado, que é passado pelo tecido subcutâneo, do abdome ao tórax, e introduzido finalmente à veia jugular. Os distúrbios de coagulação, hipervolemia e metastatização com implantes no sistema vascular levaram ao desuso dessa técnica nos casos de ascite maligna.

Traqueostomia

A traqueostomia é indicada principalmente em pacientes oncológicos nos casos de obstrução das vias aéreas superiores ou para permitir melhor toalete brônquica. Essa cirurgia deve ser feita preferencialmente em caráter eletivo, sob a supervisão de um anestesista. A realização de traqueostomia de urgência, com o paciente em quadro de dispneia, é um procedimento de risco. A agitação do paciente pode ser por hipoxia, o que torna fundamental uma monitorização adequada. Uma vez diagnosticada hipoxia, é recomendado entubar o paciente antes da cirurgia. Tumores de cabeça e pescoço, massas linfonodais, radioterapia ou cirurgia prévia são fatores que contribuem para dificultar a realização do procedimento, pois podem provocar maior número de complicações.

Esse procedimento não deve ser considerado uma pequena cirurgia. O paciente deve ser operado preferencialmente no Centro Cirúrgico (CC). Pacientes já internados em CTI, na maioria das vezes, são operados no próprio leito, o que não propicia as condições ideais. Não sendo possível remover o paciente para o CC, deve ser providenciado todo o material necessário para a realização do procedimento. Algumas vezes o bisturi elétrico, o aspirador potente ou o foco cirúrgico são improvisados, o que implica problemas sérios em caso de dificuldade técnica. É necessária a colocação de coxim sob a parte superior das escápulas, de modo a hiperestender a traqueia. O instrumental cirúrgico deve ser apropriado, com pinças de tamanho e variedade adequados. Os fios de sutura devem estar disponíveis. Recomenda-se que as bordas da incisão realizada na traqueia para a introdução da cânula sejam reparadas com fio de náilon (2-0) para facilitar sua canulação inicial ou eventual troca antes de 7 dias, prazo em que existe um trajeto mais definido entre a pele e o estoma. Deve-se ter cuidado especial para não se realizar o traqueostoma muito próximo à fúrcula esternal, em razão de risco de lesão do tronco da veia inominada. O traqueostoma próximo à cricoide também não é desejável, por causa do risco de lesão dessa cartilagem. Algumas vezes, quando se trata de pacientes previamente operados, irradiados ou com grandes massas, essas recomendações não podem ser atendidas. Essas observações devem ser consideradas na escolha do cirurgião, pois, em condições adversas, a experiência do profissional fará diferença.

Decidindo-se pela operação no próprio leito, é necessário também assegurar avental e campos estéreis para a equipe cirúrgica. Há necessidade de pelo menos dois cirurgiões para a realização do procedimento, preferencialmente com auxílio de um instrumentador. É necessário um membro da equipe de enfermagem para auxiliar com disponibilização do material cirúrgico, anestésicos, fios etc.

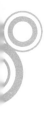

A escolha da cânula a ser utilizada vai depender da indicação da traqueostomia. As cânulas plásticas, com cuff inflável, devem ser utilizadas inicialmente em todos os casos, pois permitem ventilação com pressão positiva no pós-operatório, melhor fixação e hemostasia. O calibre da cânula é variável, portanto deve-se sempre ter dois números distintos no momento da realização do procedimento. Após alguns dias, não havendo necessidade de respirador, a cânula plástica deve ser trocada por uma metálica, que permite melhor aspiração traqueal e facilidade na troca. É necessário sempre utilizar a cânula metálica com a subcânula interna, que é limpa em intervalos regulares, procedimento que evita sua obstrução. Pacientes com traqueostomia definitiva e seus acompanhantes devem ser orientados sobre os cuidados com o manuseio da ferida, a limpeza e a troca da subcânula. Essas orientações devem ser fornecidas também com base em um manual com ilustração ou esquema de anatomia da região e um "passo a passo". Existem vários sites na internet em que podem ser compiladas essas informações. É fundamental haver uma cânula reserva para eventual troca e pelo menos duas subcânulas estéreis para troca durante o dia.

A complicação mais frequente após a cirurgia é o sangramento das bordas da ferida cirúrgica. A colocação de uma gaze ao redor da cânula resolve a maioria dos casos, porém, persistindo o sangramento, é obrigatória a revisão do procedimento no CC e com equipe com treinamento específico. Algumas vezes existe um pequeno vaso muscular ou uma lesão da glândula tireoide que necessitam de sutura. O uso de fulguração, sem a correta identificação do vaso ou do(s) vaso(s) responsável(eis) pelo sangramento, pode resultar em controle apenas eventual, que possivelmente levará a novo sangramento em algumas horas ou alguns dias.

Gastrostomia

A utilização de sonda nasogástrica ou mesmo nasoenteral favorece a broncoaspiração, principalmente em pacientes com quadro neurológico que crie a necessidade de alimentação enteral. Antes de se iniciar a alimentação enteral, é fundamental, principalmente em um paciente acamado, nos assegurarmos de que a ponta da sonda está no duodeno, pois é frequente a gastroparesia. Uma medida fácil é a realização de um exame de raio X simples do abdômen no próprio leito para localização da ponta da sonda. Apesar da qualidade inferior desse exame, quando comparado ao realizado no serviço de radiologia, é mais prático em um paciente acamado, pois a guia metálica que fica na porção mais distal da sonda é facilmente identificada. É importante nos certificarmos de que a parte distal da sonda está além do piloro, pois com isso o risco de broncoaspiração decorrente da nutrição enteral diminui bastante. Não demonstrado o arco duodenal no raio X inicial, devemos esperar de 12 a 24 horas para ver se há progressão da sonda. Caso isso não ocorra, um endocopista experiente pode posicionar adequadamente a sonda.

Realizar a sondagem transnasal (mesmo de material maleável e calibre fino) em pacientes com desvio de septo nem sempre é fácil. A incidência de sinusite também é extremamente frequente com seu uso prolongado. A utilização de sondagem transoral é bastante desconfortável em pacientes lúcidos, e sua saída é frequente. Em pacientes com tumor da cabeça e pescoço, muitas das vezes não é possível a utilização de sondagem transnasal ou transgástrica.

A gastrostomia é um procedimento utilizado para assegurar uma drenagem gástrica ou promover alimentação. Atualmente é mais frequente sua realização por via endoscópica, porém essa técnica é sujeita a um número considerável de complicações, mesmo se realizada por endoscopistas experientes. O custo da gastrostomia endoscópica é maior que o da realizada pela cirurgia tradicional. Na endoscopia, é necessário o uso de anestesia e de uma sonda especial que permita a fixação do estômago ao peritôneo parietal. Na gastrostomia cirúrgica, o procedimento pode ser feito eventualmente com anestesia local ou peridural ou raquiana. A incisão é pequena, não exigindo sondas sofisticadas e importadas – com um custo bastante elevado comparado ao de uma sonda Foley, que utilizamos numa cirurgia. Outro ponto problemático quando se faz o procedimento por via endoscópica é que pode haver lesão de vaso da parede gástrica, já que na endoscopia não temos o controle idêntico ao que temos com a cirurgia.

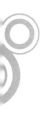

A sonda da gastrostomia deve sair por um pequeno orifício, devendo se assegurar uma boa invaginação da parede gástrica sobre a sonda. Em geral, são feitas duas bolsas de modo que crie um mecanismo valvular que evite o extravasamento do conteúdo gástrico ou alimentação. Quando isso acontece, a lesão de pele é bastante grave. Geralmente, consegue-se o controle com a insuflação do balão da sonda, tracionando-o contra a parede abdominal. A utilização de um bico de mamadeira duro, cortado longitudinalmente e com uma abertura na parte distal para permitir que a sonda seja fixada com esparadrapo, mantendo a tração, é uma medida complementar nesses casos. Quando essas medidas são insuficientes, torna-se necessária uma cirurgia para reposicionamento da gastrostomia.

Quando a gastrostomia é realizada por via endoscópica, o extravasamento é muito mais frequente. Apesar de não o considerarmos proscrito, esse método deve ser reservado para pacientes que tenham perspectiva de vida curta, não tenham sido submetidos a procedimentos cirúrgicos abdominais prévios na parte superior da parede abdominal.

Em pacientes que tenham estase gástrica, a utilização de sonda dupla (uma parte da sonda tem perfuração que fica no estômago e parte proximal do duodeno e uma sonda interna, mais longa, cujos orifícios ficam no jejuno proximal) permite a aspiração gastroduodenal e alimentação enteral. Essa sonda pode ser colocada por via endoscópica ou cirúrgica, porém, em razão de seu maior calibre, é mais frequente o extravasamento.

Do total de pacientes com mais de 65 anos que são gastrostomizados, 24% morrem em 30 dias e 63% em um ano, sugerindo o uso limitado dessas medidas em paciente já em cuidados paliativos.

Jejunostomia

A jejunostomia em geral serve para promover a alimentação enteral. Em pacientes com cirurgia prévia, a realização por laparotomia é o procedimento mais seguro, apesar de ser possível realizá-la por videolaparoscopia. Em pacientes com carcinomatose peritoneal, o mesentério fica geralmente retraído, o que dificulta a fixação da alça jejunal à parede na confecção da jejunostomia. Essa decisão é relativamente fácil quando a via de acesso é uma ampla laparotomia. Nos pacientes em cuidados paliativos, a escolha pela jejunostomia alimentar, na impossibilidade de se utilizar uma sondagem nasoenteral, deve ser feita com critério. A tentativa de realização do procedimento através de uma pequena incisão é extremamente difícil e não a recomendamos. Diferentemente da gastrostomia, que pode ser realizada, em alguns casos, sob anestesia local, a jejunostomia necessita de anestesia geral ou peridural, o que, num paciente em estado geral precário, deve ser visto com cautela.

Em pacientes operados por doença avançada, sempre que possível deve-se realizar jejunostomia alimentar. A utilização de sonda nasoenteral por longos períodos deixa o paciente sujeito a complicações (sinusite, esofagite etc.), além de ser bastante incômoda.

A jejunostomia deve ser realizada com a confecção de bolsa invaginante sobre a sonda utilizada. Damos preferência a uma sonda Foley #16 Fr e utilizamos o fio de Vicryl 4-0 para confecção da bolsa. A alça jejunal deve ser a mais proximal possível ao ângulo de Treitz, porém deve-se ter extrema cautela para que a alça escolhida caia de modo suave no flanco esquerdo da cavidade peritoneal. A alça jejunal deve ser sempre fixada ao peritoneo por cerca de 6cm proximalmente e 10cm distalmente ao local da saída da sonda pelo jejuno, o que evita sua torção e, havendo saída acidental da sonda no pós-operatório, previne-se o risco de peritonite por extravasamento do conteúdo intestinal. Recomendamos cortar o balão da sonda de Foley para evitar a insuflação exagerada do mesmo, com consequente obstrução da luz intestinal. Já tivemos até introdução inadvertida de medicamento pelo canal do balão inflável, com graves consequências. Não recomendamos a utilização de sonda plástica (tipo nasogástrica), pois são muito duras e de difícil manuseio. Em caso de obstrução da sonda, sua troca deve sempre ser feita com controle radiológico. Em caso de dificuldade para reintroduzir a sonda, o uso de um fio-guia com ponta flexível, utilizado na hemodinâmica, pode ser útil.

Obstrução intestinal

Na maioria dos pacientes com progressão peritoneal de doença maligna ocorre algum tipo de obstrução intestinal. O grande desafio é a indicação de cirurgia. A primeira conduta é sempre tentar o tratamento clínico, com aspiração nasogástrica e reposição hídrica, de eletrólitos e coloide. Em relação a pacientes com dieta insuficiente por mais do que uma semana, a utilização de nutrição parenteral deve ser discutida.

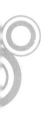

Quanto tempo podemos esperar para que o tratamento clínico resolva a obstrução? Não temos uma resposta, mas havendo piora do quadro clínico (febre, peristalse de luta ou visível) ou de imagem (raio X simples ou TC), a cirurgia será indicada tardiamente. Nunca se deve esquecer do toque retal, pois o fecaloma é muito frequente (principalmente em paciente em uso de opioides) e pode ser a causa da distensão abdominal e da própria obstrução intestinal ou estar contribuindo para o caso, sem ser a única causa.

Pacientes em cuidados paliativos são especiais, e a doença de base, os tratamentos realizados e a perspectiva devem ser do conhecimento do cirurgião que vai avaliar o paciente. Além disso, o cirurgião deve estar acompanhando o paciente desde o início do tratamento clínico.

Bridas ou metástases localizadas podem ocorrer, e sua remoção pode trazer benefício para o paciente. Por outro lado, quando existe extensa carcinomatose, a cirurgia, além de não conseguir solucionar o problema, frequentemente lesa alças intestinais, contribuindo para a alta mortalidade nesses casos. Como decidir? Não há resposta mágica, mas algumas observações úteis para individualizar a conduta. A utilização de raio X simples do abdômen é o método menos complicado e oneroso para se acompanhar um paciente subocluído. O trânsito de delgado com contraste baritado, mesmo diluído, nunca deve ser realizado, pois existe o risco de retenção, com chance de perfuração intestinal. A peritonite decorrente dessa complicação é desastrosa. Eventualmente se usa contraste iodado para acompanhar o trânsito e tentar identificar o provável local da obstrução. A TC é o método que pode demonstrar melhor se há massas, lesão vascular ou perfuração bloqueada. Essas condições são critérios para indicar cirurgia, porém num paciente em estado terminal torna-se necessária uma profunda discussão, pois o médico assistente pode ficar entre a omissão de tratamento ou a realização de ortotanásia, com todos seus questionamentos legais, filosóficos, religiosos e preservação da autonomia do paciente.

Pacientes submetidos à radioterapia abdominal são um grande problema. Nos quatro meses que sucedem a radioterapia, as alças intestinais são extremamente friáveis. Havendo necessidade de múltiplas suturas intestinais, o cirurgião deve avaliar a possibilidade de ressecção do(s) segmento(s) e de realização de uma ou mais anastomoses na tentativa de diminuir a área sujeita à fístula. Uma vez encontrada uma perfuração intestinal com peritonite, é obrigatória a realização de uma estomia, mesmo em caso de a lesão ser do jejuno proximal, pois, se houver deiscência, a mortalidade é alta. Havendo perfuração bloqueada, deve-se tentar a anastomose, pois a maioria desses pacientes não terá tempo de sobrevida para uma nova cirurgia de reconstrução do trânsito. Pelo exposto, fica claro que a experiência do cirurgião vai ser decisiva na qualidade do resultado dessa paliação.

Quando se opera um paciente obstruído por doença avançada, é comum, entre os cirurgiões, a ideia de que se deve evitar desfazer todas as aderências encontradas, pois no pós-operatório imediato novas aderências se formarão. Num paciente obstruído por progressão tumoral, esse conceito não deve ser aplicado. Pode-se deixar sem tratamento locais em que as aderências encobrem recidivas tumorais eventualmente ressecáveis, evitando-se novas obstruções a curto prazo.

Quanto à obstrução do intestino grosso, a conduta padrão é a realização de uma colostomia. Algumas observações devem ser discutidas. Um cólon muito dilatado e friável pode romper no manuseio, sendo, portanto, recomendado seu esvaziamento por uma punção com jelco #14. Deve-se proteger com compressas a área a ser puncionada, assim como assegurar que o aspirador esteja em perfeito funcionamento para evitar a contaminação peritoneal. A melhor situação é aquela em que há possibilidade de ressecar a área obstruída, porém em cirurgia de emergência por obstrução colônica, em pacientes com imunodepressão, a possibilidade de translocação bacteriana é alta, e a cirurgia deve ser a mais rápida e simples possível. A realização de colostomia em alça, proximal ao sítio de obstrução, é a conduta mais frequentemente preconizada. Caso haja carcinomatose, existe dificuldade de mobilização intestinal; deve-se considerar, nesses casos, a escolha do segmento mais móvel a ser exteriorizado ou a realização de uma ressecção com dupla colostomia. Em pacientes com obstrução à direita do cólon transverso, dá-se preferência à ileostomia em alça (realizada como se fosse uma colostomia), pois a incidência de prolapso da colostomia realizada no cólon direito é extremamente alta. O manuseio de uma colostomia no cólon direito é muito mais difícil na adaptação da bolsa de colostomia; a ileostomia, em razão do menor diâmetro intestinal exteriorizado, permite melhor adaptação. A proteção da pele é fundamental tanto na colostomia como na ileostomia, pois o eliminado em ambas as situações é líquido, o que pode ocasionar feridas indesejáveis.

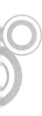

Fazemos sempre antibioticoterapia em casos de obstrução intestinal (geralmente com cobertura para germes gram-negativos e anaeróbios). Ainda na fase de decisão sobre a indicação ou não de cirurgia, inicia-se o uso de antibiótico. A reposição de coloide é mandatória nesses pacientes, assim como deve-se ter cuidado especial na reposição hídrica de eletrólitos. Não se deve esquecer de repor magnésio e fósforo, frequentemente negligenciados.

Resolvido o problema mecânico, existe sempre o edema de alças que pode exigir repouso alimentar de alguns dias, mesmo que uma cirurgia não tenha sido necessária. O reinício da alimentação deve ser cuidadoso. Com frequência, acompanhamos através de método de imagem o melhor momento para reintroduzir a dieta (oral ou enteral). Havendo perspectiva de íleo prolongado ou tendo sido realizada sutura ou anastomose de risco, iniciamos precocemente nutrição parenteral.

Obstrução urinária

Pacientes com tumores ginecológicos, retais, retroperitoneais e urológicos, em cuidados paliativos, são os que desenvolvem obstrução ureteral com maior frequência. Havendo obstrução ureteral, a colocação de cateter de duplo J é preferencial à realização de nefrostomia percutânea.

O cateterismo ureteral deve ser realizado sob anestesia e com auxílio de controle radiológico. Em casos de obstrução bilateral, o cateterismo deve dar preferência a desobstruir o rim que esteja em melhor condição, avaliado por algum método de imagem (US, TC ou cintilografia). Se for possível, a drenagem bilateral deve ser realizada.

Os cateteres de plástico devem ser trocados a cada três meses, pois geralmente nesse prazo são obstruídos por formação de grumos ou biofilme. Pacientes sem sinais de infecção urinária ou recidiva da obstrução não se beneficiam da troca profilática. É recomendada a utilização de antibiótico ou antisséptico urinário enquanto o cateter estiver presente, de modo que diminua a incidência de infecção urinária. Em relação a pacientes para os quais se prevê maior sobrevida, existem cateteres autoexpansíveis que obstruem com menos frequência.

Não havendo possibilidade de colocação de cateter de duplo J, a drenagem urinária pode ser realizada por via percutânea (nefrostomia). A utilização de US permite a escolha do cálice renal mais facilmente puncionável, porém a punção é mais segura com controle radiológico ou por TC. Outra vantagem da TC é ser mais exata em demonstrar o ponto de obstrução. É comum a ocorrência de hematúria na nefrostomia percutânea, que em geral persiste por um ou dois dias; porém, em caso de lesão de um vaso mais calibroso, pode ser necessária uma intervenção cirúrgica ou, eventualmente, uma embolização radiológica.

Dificilmente, em pacientes em cuidados paliativos, há indicação de derivação cirúrgica, porém, em caráter excepcional, na dependência da condição clínica, pode ser indicada uma cirurgia de reimplante de ureter ou interposição de uma alça intestinal do ureter à bexiga.

Em caso de retenção urinária, a passagem de uma sonda vesical, em paciente com tumor pélvico, pode ser um procedimento difícil. Deve-se assegurar uma boa anestesia com a instilação de anestésico diretamente na uretra. O pênis deve ser seguro com gaze, e o meato uretral deve ser anestesiado. Em seguida, gentilmente introduz-se a ponta de uma seringa de 20ml pelo orifício uretral e instila-se seu conteúdo de anestésico. Mantendo o anestésico na uretra com leve pressão para impedir sua saída esperamos 2 a 3 minutos para então passar a sonda vesical. Sondas siliconizadas permitem uso por tempo mais prolongado, porém são muito mais dolorosas que as sondas usuais de borracha. Portanto, não se recomenda seu uso, exceto em casos em que a tolerância do paciente permitir. A passagem da sonda vesical é mais difícil no homem por causa da própria anatomia. Havendo dificuldade com uma sonda de calibre #20 Fr, pode-se tentar uma mais fina; porém, em casos de pacientes que apresentam comprometimento do assoalho pélvico, frequentemente é necessária a utilização de fios-guias e recomenda-se que o procedimento seja realizado por um urologista. Na urgência e na impossibilidade de se ter ajuda do especialista, a punção com um jelco #14, após anestesia local, introduzido logo acima do púbis e inclinado em direção ao ânus, consiste na maneira mais fácil de se atingir a bexiga para drenagem de urina. Esse cateter pode ser fixado à pele por um curto período, até a realização de uma cistostomia clássica.

A cistostomia é um procedimento de fácil realização. Faz-se uma pequena incisão suprapúbica, afastam-se os músculos retos abdominais, alcançando-se, dessa forma, a bexiga. Faz-se uma incisão pequena na parede anterior da bexiga, confecciona-se uma bolsa com fio absorvível e introduz-se uma sonda Foley #14 Fr no interior da bexiga. A bolsa é fechada sobre o Foley, desse modo ocluindo a incisão vesical. Geralmente a sonda pode ser exteriorizada pela própria incisão cirúrgica. Existem kits (tipo intracath) que permitem a realização de cistostomia por via percutânea de maneira bastante segura.

Havendo hematúria com a passagem de sonda vesical, é importante manter irrigação contínua com soro fisiológico, de modo que evite a obstrução com coágulos. Ocorrendo formação de coágulos, o urologista deve ser consultado, pois eventualmente poderá ser necessária a passagem de cistocópio ou mesmo revisão cirúrgica em casos excepcionais.

Em relação a pacientes com fístula vesicovaginal ou retal, a sondagem vesical só é eficaz em fístulas pequenas. Havendo persistência de urina pela vagina ou pelo reto, a incidência de sepsia urinária é alta, devendo ser discutida a realização de nefrostomia bilateral, em caso dos dois rins serem funcionantes. Em pacientes em melhor condição clínica e na dependência do estadiamento (perspectiva de vida), pode ser válida a realização de uma derivação urinária externa com alça de íleo (bexiga de Bricker). Nessa cirurgia, o ureter é implantado em um segmento de 15cm de íleo, excluído do trânsito intestinal e exteriorizado geralmente na fossa ilíaca direita. O paciente passa a utilizar uma bolsa de urostomia, porém sem o incômodo (por ex.: odor e autoimagem) e sem as complicações da fistulização (por ex.: infecção e dor). Excepcionalmente, em pacientes com melhor condição clínica e perspectiva de vida, pode ser realizada a exenteração pélvica total (ressecção da bexiga, útero e reto). Apesar do vulto da cirurgia e de suas complicações, é a melhor maneira de controlar os sintomas decorrentes do extenso envolvimento pélvico, com múltiplas fístulas e infecção de repetição. Novamente é importante lembrar a necessidade de discutir amplamente essa conduta, caso a caso.

Hemorragia digestiva

A causa da hemorragia digestiva alta (HDA) deve ser diagnosticada com precisão. Distúrbios de coagulação não devem ser esquecidos na avaliação inicial.

Pacientes com hematêmese ou melena, em cuidados paliativos, podem ser portadores de afecções controláveis (uma úlcera duodenal ou uma hemorroida interna sangrando). No entanto, a causa pode ser um quadro de hipertensão porta por infiltração neoplásica do fígado. Nesse caso, a ligadura elástica ou esclerose de varizes esofagianas deve ser instituída com urgência; o efeito dessa paliação, porém, é de curta duração (semanas) sendo necessário repetir o tratamento na maioria das vezes. Por outro lado, pode ocorrer hipertensão porta segmentar, em razão de obstrução da veia esplênica por um tumor de corpo de pâncreas ou massas linfonodais. Não sendo possível a ressecção ou RXT, o tratamento endoscópico pode oferecer um controle mais duradouro comparado ao que ocorre quando existe infiltração hepática. Não se deve esquecer que pacientes em cuidados paliativos por doença maligna podem também ser portadores de cirrose hepática (por ex.: alcoolismo, hepatite crônica ou hemocromatose), situação em que o tratamento endoscópico assume uma perspectiva diferente.

Pacientes com tumor de esôfago podem apresentar invasão da aorta, e o sangramento nesses casos é fatal na maioria das vezes. Eventualmente, existe a possibilidade de sangramento intermitente, e a TC pode demonstrar a invasão vascular. Em pacientes que apresentam lesão localizada, é possível a indicação, em caráter excepcional, de colocação de uma prótese endovascular aórtica, por via percutânea. Não há indicação cirúrgica convencional para esses casos.

O uso de analgésico não esteroide (ANE) ou Aspirina (AAS) é a causa mais frequente de hemorragia de origem gástrico-duodenal, seguida da progressão de tumor do estômago ou invasão do estômago por tumor extragástrico. Tumores do pâncreas podem também invadir o duodeno ou vasos mesentéricos e resultar em quadros de hemorragia. A maioria das HDA por causa medicamentosa são de tratamento clínico, que engloba a suspensão do medicamento e a reposição sanguínea e de plasma ou plaquetas.

O endoscopista deve estar tecnicamente preparado e com o material adequado para, além de diagnosticar a causa do sangramento, proceder a esclerose, a fotocoagulação e a clipagem do local de sangramento, sempre que realizar uma endoscopia digestiva alta (EDA). Caso não seja possível o controle endoscópico, eventualmente é possível a embolização. Na decisão quanto ao limite da opção terapêutica, é importante sempre levar em conta a condição clínica do paciente, a extensão locorregional e o volume de doença metastática a distância.

Em caso de melena, a colonoscopia só deve ser realizada após serem descartadas as causas esôfago-gástrico-duodenais de hemorragia. Tumores colônicos, invasão do cólon por tumores abdominais ou retroperitoneais podem levar a quadro de hemorragia digestiva baixa (HDB), porém não se podem esquecer as colites medicamentosas por ANE ou AAS, doença diverticular ou angiodisplasia. A colonoscopia realizada sem preparo intestinal frequentemente é negativa, exceto se houver um sangramento localizado e de monta. A angiografia eventualmente pode esclarecer o local e causa do sangramento, porém a embolização de vasos colônicos só deve ser realizada em situações muito especiais e por radiologistas intervencionistas de grande experiência. Tradicionalmente, indicamos a ressecção colônica em pacientes que requerem mais do que 1.000ml de hemácias, ou que apresentam novo episódio de sangramento na mesma internação, ou que apresentam mais de três episódios de sangramento num intervalo inferior a três meses. Em pacientes com doença maligna terminal, a decisão deve procurar entender se o episódio de sangramento é um evento terminal ou uma intercorrência. O parecer cirúrgico deve ser dado preferencialmente com quem está envolvido no tratamento do paciente. Novamente, deve-se levar em conta a perspectiva de vida, extensão da disseminação da neoplasia e condição clínica.

Cateter venoso

Para pacientes em cuidados paliativos que necessitam de acesso venoso central de longo prazo os cateteres totalmente implantáveis são uma boa alternativa. Pacientes com irradiação do mediastino ou do pescoço, além daqueles submetidos a cirurgias regionais prévias, apresentam dificuldade na colocação desses dispositivos. Subestima-se, porém, a dificuldade ocasionada por punções prévias dos vasos jugular ou subclávio, além daquelas resultantes de QT em vasos periféricos. Na programação pré-cirúrgica, indicamos a solicitação de um doppler venoso para decidir que vaso pretendemos acessar. Em geral, é preferível realizar punção percutânea de uma das veias subclávias, porém a dissecção da veia cefálica, pela sua constância e facilidade de acesso é uma alternativa. Sempre recomendamos a realização do procedimento com controle de radioscopia. Em pacientes muito emagrecidos devemos escolher o reservatório do Port de perfil fino, ao passo que em pacientes obesos preferimos os de perfil alto. Geralmente faz-se uma bolsa no subcutâneo de modo que a sutura da pele fique acima ou abaixo da área de plástico a ser puncionada, evitando-se dessa maneira que a cicatriz atrapalhe as futuras punções do reservatório. Nunca se deve deixar de fixar o reservatório à musculatura por causa do risco de haver rotação do mesmo, dificultando ou mesmo inviabilizando seu uso.

Na impossibilidade de acesso aos vasos subclávio ou jugular, procura-se acessar a veia axilar ou umeral, sempre fixando o reservatório à parede abdominal ou torácica. Não sendo possível acesso do membro superior, pode-se utilizar a veia safena em sua croça ou mesmo a veia femoral. Esses acessos oferecem um risco muito maior de provocar infecção assim como de induzir à trombose.

O cateter externo (tipo Broviac ou mesmo intra-cath) tem um índice de perda por infecção ou descolamento maior, porém eventualmente pode ser utilizado.

Patologia anorretal

Em relação a pacientes acamados, em uso de fraldas ou com dificuldade de se comunicar, muitas vezes demora-se a diagnosticar corretamente a patologia anorretal. O exame proctológico deve ser completo, o que nem sempre é fácil. O exame externo pode identificar uma trombose hemorroidária externa, porém é necessário a anuscopia para avaliar corretamente a presença de fissuras anais ou fístulas anorretais.

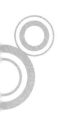

A trombose hemorroidária externa é muito dolorosa e deve ser evacuada por meio de uma pequena incisão, sob anestesia local. Nessas cirurgias pode ocorrer um pequeno sangramento, que, em geral, é controlado por compressão ou uso de uma malha hemostática (Surgicel) associada à água oxigenada a 10%. Quando o quadro não é muito expressivo, o tratamento com banho de assento em água morna ou mesmo o uso de bolsa de água quente, protegendo a pele com um pano umedecido, associado a antiespasmódico e ANE é o suficiente. O processo demora pelo menos uma semana na fase aguda, quando se opta por tratamento clínico.

No caso de fissuras anais superficiais o tratamento é clínico. Além da analgesia, o uso de supositório à base de ANE e corticoide controla os sintomas. Nos pacientes em que persistem os sintomas por mais de uma semana ou as fissuras são crônicas ou profundas é necessária a cirurgia.

As criptites são as causas da maioria das fístulas anais, porém em pacientes com tumor pélvico é fundamental a biópsia, pois pode existir componente tumoral. Havendo tumor, o tratamento pode ser cirúrgico (ressecção local associada ou não a colostomia) ou RXT (associada ou não a QT). Novamente a condição clínica e a extensão da doença de base devem ser consideradas na tomada de decisão.

Pacientes com abscessos perianais podem estar com doença orificial superficial, na qual uma simples drenagem e antibioticoterapia debelarão o processo. Em alguns casos, a infecção é mais profunda e pode até mesmo comprometer a fossa isquiorretal; em outros, a própria patologia clínica pode estar comprometendo secundariamente a região perianal.

Pacientes já submetidos à ressecção local de um tumor ou RXT representam um desafio para o diagnóstico correto. Nessas situações, os pacientes em geral têm dor intensa ou apresentam alterações clínicas ou laboratoriais sugestivas de infecção. A TC ou a US transretal são fundamentais nessas ocasiões para um correto diagnóstico e planejamento da drenagem que vai ser obrigatória nestes casos. Em pacientes para os quais há necessidade de grande desbridamento, é necessária a realização de colostomia para derivar as fezes da área operada.

A doença de Fournier é uma grave infecção dos tecidos superficiais do períneo que pode levar o paciente a óbito em poucos dias se não for extensamente desbridado. A colostomia também é necessária em um número considerável de pacientes. A utilização de oxigenioterapia hiperbárica contribui para a resolução do processo.

Fecalomas podem ser extremamente difíceis de tratar. O toque retal é obrigatório em pacientes com diarreia, principalmente idosos e em uso de analgésicos opioides. Quando há formação de um fecaloma, as fezes líquidas escoam ao redor do fecaloma, dando a falsa impressão de que está ocorrendo diarreia.

No toque retal, sentimos uma massa endurecida, não aderida à parede retal. Essas fezes endurecidas eventualmente podem ser retiradas com a expressão digital – procedimento que pode ser doloroso. A lavagem intestinal pode resolver pequenos fecalomas, mas é mais adequada a tentativa de fragmentação parcial do fecaloma por meio da introdução de uma sonda retal fina e início de instilação de soro fisiológico de 12 a 24 gotas por minuto, com o paciente permanecendo em decúbito lateral esquerdo o maior tempo possível. Não é recomendado o uso de laxativos até a remoção da parte endurecida ("pseudotumor") do fecaloma.

Pode ocorrer fecaloma no colo direito, e nesses casos sua fragmentação por meio de instilação de solução fisiológica através do reto é bastante útil. Excepcionalmente, é necessária a remoção cirúrgica, com alta taxa de morbimortalidade; portanto, deve-se insistir nas medidas clínicas. A utilização de colonoscopia sem preparo para fragmentação do fecaloma é pouco efetiva.

Escaras e feridas infectadas

Escaras são frequentes em pacientes acamados por longo tempo e desnutridos, porém podem ocorrer em pouco tempo se não houver cuidados adequados para diminuir a pressão sobre as proeminências ósseas.

A região sacra é a mais frequentemente acometida, porém podem ocorrer escaras nas regiões occipital, escapular, isquiática e nos tornozelos. Escaras ocorrem em 7% dos pacientes internados em CTI, sendo responsáveis por até 7% de todas as admissões hospitalares. Nos EUA são previstos 2,5 milhões de pacientes com escaras anualmente, dos quais 60 mil morrem por complicações diretas dessas úlceras. O custo total desses pacientes é 11 bilhões de dólares ao ano (Berwick, 2007). Grande parte desses doentes é formada por pacientes com câncer ou problemas neurológicos.

É importante manter a pele seca e protegida. A nutrição e hidratação do paciente são importantes medidas preventivas e terapêuticas, assim como a proteção das áreas sobre pressão e mobilização constante do paciente. Assim que for feito o diagnóstico, a escara deve ser desbridada. Com certa frequência, existe apenas uma área de hiperemia, e cremes hidratantes ou curativos especiais são prescritos. Em poucos dias pode haver uma pequena área escurecida que denota necrose. A extensão do dano tissular é frequentemente estimada de modo incorreto, e quando o desbridamento é realizado, à beira do leito, a inadequação do procedimento fica patente. Na maioria das vezes a extensão da área necrosada é 5 a 10 vezes maior do que a externamente avaliada. O controle da necrose exige tratamento cirúrgico formal, sob anestesia geral ou bloqueio.

O cirurgião deve acompanhar os curativos dessas lesões. A necessidade de um cirurgião plástico, para confeccionar um retalho ou outra técnica cirúrgica, depende da extensão do defeito e da condição clínica do paciente. Os retalhos para o tratamento de escaras ou grandes perdas teciduais em geral são compostos de pele e fáscia ou mesmo músculo cutâneo. Esses retalhos, para sua viabilização, necessitam de bom aporte arterial e de boa condição nutricional por parte do paciente. A capacidade de o paciente ser mobilizado, preferencialmente ficando em pé, de modo que evite o mecanismo de pressão dos tecidos sobre proeminências ósseas, é outro ponto de grande importância. O processo pode demorar semanas para ser completado num paciente com boa nutrição e com boa capacidade de evitar um mesmo decúbito. Em pacientes com doença oncológica avançada, nem sempre isso é possível. Portanto, é importante discutir entre os componentes da equipe a validade de um procedimento mais extenso. Havendo suspeita clínica de escaras ou feridas mais graves, o tratamento cirúrgico deve ser instituído precocemente, para tentar-se uma cirurgia adequada na falha de curativos locais, com esponjas protetoras, cremes hidratantes, cicatrizantes e antibióticos locais.

Hérnias

Hérnias podem ser causa de dor ou mesmo de obstrução intestinal. As hérnias umbilicais, crurais e inguinais são as que mais frequentemente tendem a encarcerar. Raramente hérnias incisionais encarceram, mas frequentemente ficam domiciliadas (de difícil redução). Pacientes com ascite ou massas abdominais são mais propensos à hérnia.

Para um paciente acamado, dificilmente haverá indicação de cirurgia para correção de hérnia; porém um paciente em atividade, mesmo sendo portador de ascite, pode sofrer com a presença da herniação.

Qual o critério para operar uma hérnia em paciente portador de doença maligna e em cuidados paliativos? Essa é uma situação pouco usual, mas, eventualmente, em caso de estrangulamento (sofrimento intestinal), operam-se alguns pacientes. Na presença de uma hérnia incisional (situação mais frequente), recomenda-se a utilização de cinta abdominal, suficientemente ajustada, porém sem comprimir em excesso o abdome.

Icterícia obstrutiva

Pacientes com neoplasias de trato digestivo, mama, pulmão e melanoma evoluem com frequência para metástases hepáticas quando não é conseguido o controle da doença de base. A melhor possibilidade de controle da doença metastática é a ressecção da área hepática comprometida. É necessário pelo menos 30% do parênquima hepático preservado para que o paciente possa ser submetido a ressecção de metástases hepáticas. Na maioria dos pacientes (85%) com metástase hepática, existe mais de uma lesão no fígado. A presença de icterícia em um paciente com metástase hepática é um fator de mau prognóstico na imensa maioria dos casos. Quando não existe dilatação das vias biliares, a sobrevida é bastante curta (semanas).

Apesar desse quadro bastante desalentador, em algumas ocasiões podem-se encontrar pacientes nos quais há metástase para o hilo hepático ou mesmo para a região da cabeça do pâncreas, locais em que existe grande dilatação da via biliar, que pode permitir a drenagem biliar com grande alívio dos sintomas. Pacientes com icterícia apresentam algumas vezes intenso prurido, de difícil manuseio medicamentoso. O melhor controle clínico é a drenagem da via biliar, com melhora rápida do prurido.

Em relação a um paciente ictérico, deve-se sempre, em primeiro lugar, solicitar a US. Eventualmente o exame pode não revelar dilatação, principalmente nos casos mais agudos, porém, num segundo exame, o diagnóstico pode ser feito. A colangio-ressonância nuclear magnética é, hoje em dia, o método mais adequado para definir a conduta inicial em relação à drenagem. Nas lesões hilares, a colangiopancreatografia endoscópica retrógrada (CPRE) é um método de pouca utilidade e, atualmente, são raras as vezes em que é indicada como método diagnóstico, pois ao injetar contraste na via biliar cria-se o grande risco de contaminar a bile. Caso não se consiga colocar uma prótese, o paciente evoluirá certamente para colangite. É preferível, quando há lesão hilar, que a drenagem seja feita por radiologista intervencionista, pois a punção da via biliar dilatada transparietal é em geral mais simples, mais rápida e tem um baixo índice de contaminação. A maior complicação é o sangramento e a fístula biliar para o peritônio; entretanto, o método permite também a colocação de prótese, que praticamente elimina o vazamento biliar. A outra vantagem da abordagem transepática é a possibilidade de estudar melhor a anatomia e, nos paciente em melhor condição clínica, discutir uma derivação cirúrgica.

Nos pacientes em que há massa duodeno-pancreática, por tumor ou linfonodos, é possível realizar a CPRE com colocação de prótese pela papila duodenal. Atualmente existem próteses autoexpansíveis que, pelo seu maior calibre e material metálico, têm maior eficácia em relação à drenagem e menor grau de obstrução com o crescimento tumoral.

É importante ter em mente que pacientes portadores de prótese biliar desenvolvem colangite. Caso haja retorno ou piora da icterícia, o diagnóstico de obstrução da prótese deve ser sempre considerado. Nesses casos, é necessária sua troca ou a colocação de outra prótese através da anterior. Esse procedimento só deve ser realizado por endoscopista com experiência.

É necessário fazer um alerta quanto a duas condições clínicas menos frequentes, porém de resolução cirúrgica e que devem sempre ser afastadas independentemente da extensão da doença metastática. Pacientes ictéricos podem ter colecistite aguda ou cálculo do colédoco. Essas duas condições benignas podem ser resolvidas com segurança por videolaparoscopia e com total resolução do processo. Em pacientes com metástase hepática difusa, porém pequena, em que há um processo de colecistite aguda alitiásica, massa vesicular é confundida com progressão hepática.

Drenos

O cuidado com drenos é de suma importância, pois eles podem carrear infecção para a cavidade pleural, pericárdica ou peritoneal, transformando-se em fonte de problema e não de tratamento. O curativo deve ser feito diariamente por pessoal qualificado. Familiares, se participarem dos cuidados do paciente, devem ter treinamento adequado. Não é exagero lembrar a necessidade de usar material estéril e que não se deve fazer curativo tendo anteriormente trocado uma bolsa de colostomia ou uma fralda.

Pacientes com problemas de coordenação motora podem acidentalmente pisar numa conexão ou não perceber que o dreno está fixado à cama e, ao se levantar ou andar, acidentalmente desprender o dreno ou uma de suas conexões.

O local de fixação do dreno com ponto sempre leva a algum grau de inflamação após uma semana; em 15 dias a maioria dos pacientes apresenta dor no local do ponto. Atualmente, existem curativos especiais para a fixação em mais de um local do dreno, contribuindo para sua melhor fixação. Aconselhamos proteger todas as conexões de drenos com uma fita adesiva para evitar sua retirada inadvertida.

A utilização de bolsa de colostomia não estéril para coletar secreção de dreno é inadequada.

Consentimento informado

A realização de qualquer procedimento médico precisa de consentimento. A indicação cirúrgica em paciente sob cuidados paliativos não é decisão simples. Além dos aspectos técnicos que devem ser considerados, eventualmente surgem questionamentos quanto à própria indicação cirúrgica ("se fulano é terminal para que ou por que operar?"). O momento cirúrgico pode também suscitar dúvida ("por que não operou antes?"). Cabe ao cirurgião e ao restante da equipe médica que assiste o paciente dar todas as explicações necessárias e obter sempre um consentimento por escrito e assinado pelo paciente ou seu responsável.

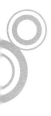

Essas duas questões devem ser explicitadas antes da realização de uma cirurgia. Pacientes considerados não candidatos a tratamento cirúrgico, em razão do estágio avançado, que passem a necessitar de cirurgia, podem não compreender a razão do procedimento. Cabe ao cirurgião explicar o que pretende realizar, quais os riscos envolvidos e que objetivos poderão ser alcançados.

Atualmente observamos um aumento expressivo de questões legais relativas a descontentamento quanto ao resultado almejado. O consentimento informado deve ser solicitado para qualquer procedimento que venha a ser proposto, sendo a permissão concedida por escrito pelo paciente ou por seu representante legal, em documento elaborado pela direção e comissão de ética do estabelecimento médico.

Em hospitais que não forneçam esses consentimentos, o cirurgião deve enviar ofício à direção e à comissão de ética médica solicitando que o documento seja providenciado. Se de toda forma não for possível, o consentimento deve ser redigido pelo cirurgião, que pode recorrer a modelos utilizados em centros de referência, em três vias: uma deve ser anexada ao prontuário médico, uma deve ser oferecida ao paciente e outra deve ficar no arquivo pessoal do cirurgião.

Caso não haja concordância em assinar o consentimento e não se trate de urgência médica, o cirurgião deverá comunicar a comissão de ética médica e sugerir que outro profissional assuma o caso. A realização de procedimento não autorizado pelo paciente ou familiar pode redundar em processo contra o médico, mesmo que o paciente tenha sido beneficiado pelo procedimento. São os novos tempos em que a medicina romântica vem sendo gradativamente substituída pela desconfiança.

O fundamental é que o cirurgião esteja sempre presente enquanto o paciente estiver sob sua responsabilidade. Havendo situações adversas, a documentação precisa dos atos praticados, com suas justificativas, será decisiva para esclarecer questionamentos.

A quebra da relação médico-paciente, independentemente dos motivos que a originaram, é a principal causa de litígio.

O papel do cirurgião nos cuidados paliativos deve ser revisto. As equipes de cuidados paliativos são compostas por diversas categorias profissionais, mas raras vezes cirurgiões participam ativamente delas. Os serviços cirúrgicos são consultados em forma de parecer, que é respondido, com certa frequência, pelo membro menos graduado da equipe. Isso constitui um grave engano, pois muitas oportunidades podem ser perdidas. É importante considerar a cirurgia nos pacientes em cuidados paliativos uma atividade não menos importante que a cirurgia paliativa num paciente recém-diagnosticado portador de uma patologia neoplásica cirúrgica.

Um exemplo da pouca importância dada a essa atividade é que as cirurgias paliativas são realizadas, com certa frequência, em horário alternativo. Poucos pacientes são operados no "horário nobre" do CC ou da equipe de cirurgia: "é apenas uma colostomia paliativa" ou "mais um desbridamento de escara".

Quando da formação da equipe multidisciplinar (oncologistas, clínicos gerais, clínicos da dor, nutricionistas, psicólogos, assistentes sociais, enfermeiros, estômato-terapeutas), os cirurgiões não são especificamente incluídos ou relutam em participar. A consequência é que são raras as publicações a respeito do tema na literatura cirúrgica, e existe um enorme potencial de trabalho a ser desenvolvido nesse campo. Cirurgiões oncológicos também dispensam pouco de seu tempo à pesquisa do tema, e as demandas cirúrgicas acabam sendo resolvidas de modo não sistemático.

Acreditamos que, com nossa visão sobre o tema, e na condição de cirurgiões oncológicos, estejamos contribuindo para o início de um novo tempo na cirurgia paliativa.

Referências Bibliográficas

Billings, J. A. "What is Palliative Care?" *J Palliat Med* 1998; 1: 73-81.

Bruera, E.; Neumann, C. M. "Management of Specific Symptom Complexes in Patients Receiving Palliative Care". *Can Med Assoc J* 1998; 158: 1717-1726.

Christakis, N. A.; Lamont, E. B. "Extent and Determinants of Error in Doctors' Prognoses in Terminally Ill Patients: Prospective Cohort Study". *BMJ* 2000; 320: 469-473.

Finucane, T.E.; Bynum, J.P. "Use of Tube Feeding to Prevent Aspiration Pneumonia". *Lancet* 1996; 348: 1421-1424.

Grant, M. D.; Rudberg, M. A.; Brody, J. A. "Gastrostomy Placement and Mortality Among Hospitalized Medicare Beneficiaries". *JAMA* 1998; 279: 1973-1976.

Hearn, J.; Higginson, I. J. "Do Specialist Palliative Care Teams Improve Outcomes for Cancer Patients? A Systematic Literature Review". *Palliat Med* 1998; 12: 317-322.

McCann, R. M.; Hall, W. J.; Groth-Juncker, A. "Comfort Care for Terminally Ill Patients: the Appropriate Use of Nutrition and Hydration". *JAMA* 1994; 272: 1263-1266.

Miner, T. J. et al. "Decision Making on Surgical Palliation Based on Patient Outcome Data". *A J Surg* 1999; 177: 150-154.

Quill, T. E.; Byock, I. "R. for the ACP-ASIM End-of-Life Care Consensus Panel. Responding to Intractable Terminal Suffering: the Role of Terminal Sedation and Voluntary Refusal of Food and Fluids". *Ann Intern Med* 2000; 132: 408-414.

Souba, W. W. "Nutritional support". *N Engl J Med* 1997; 336: 41-48.

Sites:

International Association for Hospice and Palliative Care: www.hospicecare.com

Last Acts: www.lastacts.org

Innovations in End-of-Life Care: www.ed.org/lastacts/index.html

End-of-Life Physician Education Resource Center: www.eperc.mcw.edu/

European Association for Palliative Care: www.eapcnet.org/

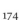

Radioterapia em Cuidados Paliativos

Miguel Guizzardi

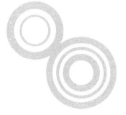

A UTILIZAÇÃO DE RADIOTERAPIA NO cenário de cuidados paliativos tem por objetivo a melhoria ou ablação da sintomatologia decorrente do tumor primário ou metastático, com impacto na qualidade de vida do paciente.

Por ser um tratamento localizado que não envolve risco nem ocorrência de resistência cruzada, a radioterapia é eficaz em pacientes previamente irradiados e ocasiona efeitos colaterais restritos à área irradiada. A sua aplicação é relativamente simples para o paciente, resulta em menor nível de insegurança e de invasividade, e sua execução é menos dependente do estado geral dos pacientes. A recuperação da contagem de elementos sanguíneos periféricos ocorre mais rapidamente que nos tratamentos sistêmicos em razão do mecanismo compensatório na medula óssea não irradiada.

As indicações abrangem desde tumores primários, recidivados, persistentes ou em progressão assim como todos os sítios metastáticos. As doses normalmente prescritas diferem daquelas utilizadas nos tratamentos radicais; em vez de pequenas frações diárias e dose total alta, quando a intenção é paliação, a dose total é reduzida e a diária é aumentada, o que visa à maior e mais rápida interferência no tumor. As doses variam de acordo com cada situação clínica, com os órgãos presentes na área irradiada.

As situações clínicas que requerem radioterapia paliativa são: controle de hemorragias, desobstrução aérea e vascular, quadros compressivos nervosos, metástases cerebrais e ósseas, ablação hormonal. Algumas situações como hemorragias, síndrome de compressão medular, síndrome de veia cava superior ou inferior, quadros obstrutivos brônquicos configuram situação de emergência. Metástase óssea, metástases cerebrais e doença persistente são consideradas situações de urgência, e a castração actínica é considerada eletiva.

Emergências em Radioterapia Paliativa

Síndrome de Compressão Medular (SCM)

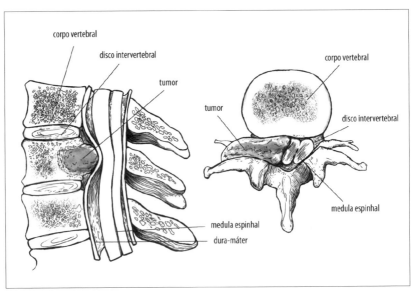

Representação esquemática de tumoração óssea e de região paravertebral, ocasionando compressão do canal raquidiano.

A Síndrome de Compressão Medular (SCM) resulta da compressão do canal medular por comprometimento metastático ósseo, por invasão de tumoração paravertebral ou pelo surgimento tumoral dentro do próprio canal medular.

Os pacientes portadores dessa síndrome apresentam dor progressiva, parestesia ou paralisia, déficit sensorial e perda do controle esfincteriano. A incidência maior está nos segmentos torácicos (59%-78%) e nos segmentos lombares (16%-33%), seguidos pela região cervical (4%-15%) e sacral (5%-10%).

O diagnóstico preferencial é feito pela ressonância nuclear magnética, pela abrangência do exame e qualidade das imagens. A tomografia computadorizada pode também ser utilizada (Veneerat, 2004).

Os pacientes devem ser submetidos à investigação radiológica o mais breve possível quando da presença de sinais e sintomas de compressão medular. Podem ser tomadas medidas de suporte, tais como a corticoterapia (dexametasona, 16mg/dia), com a finalidade de diminuir o efeito vasogênico, aliviando a dor e melhorando o *status* neurológico. O tratamento deve ser iniciado o mais precocemente possível. De cem pacientes com síndrome de compressão medular, apenas sessenta conseguiram completar o tratamento, ou por progressão durante a radioterapia (20%), ou por diagnóstico tardio ou morte precoce (20%) (Stark, 1982).

Os pacientes podem ser submetidos a radioterapia exclusiva ou a radioterapia combinada à cirurgia – possibilidade pouco considerada em se tratando de cuidados paliativos em razão da complexidade do procedimento e da limitação em função do estado geral dos pacientes. Além desse fato, a radioterapia é considerada altamente eficaz em pacientes com SCM com pouco déficit neurológico. A descompressão cirúrgica tem indicação específica na correção de fratura patológica, na paraplegia de instalação súbita, na presença de lesões radiorresistentes, na ausência de resposta ao corticosteroide. Ambas as possibilidades são, portanto, efetivas. No entanto, a utilização de descompressão cirúrgica seguida de radioterapia mostrou melhores resultados. Nesse estudo (Patchell, 2005), 101 pacientes com diagnóstico de SCM foram randomizados para receber cirurgia descompressiva seguida de radioterapia ou radioterapia isolada. Ambos os grupos receberam corticoterapia em altas doses (100mg de dexametasona + 24mg a cada 6 horas até o início do tratamento). A dose de radioterapia era de 30 Gy em 10 frações aplicadas na região comprometida e em um segmento vertebral contíguo superior e inferior. A utilização do tratamento combinado resultou em aumento na taxa de manutenção da capacidade ambulatória (84%) quando comparada com radioterapia exclusiva (57%), (p=0,001). Foram estabelecidas as seguintes comparações: aumento do tempo mediano para perda da capacidade ambulatória, 122 dias *versus* 13 dias, (p=0,003); aumento da taxa de recuperação da capacidade ambulatória, 62% *versus* 19%, (p=0,01); e redução da necessidade de analgésicos opioides e corticoides.

As doses utilizadas para radioterapia exclusiva variam desde uma dose única de 8 Gy até esquemas fracionados de 20 Gy em 5 frações ou de 30 Gy em frações de 10 Gy. A opção por outra dose depende de vários fatores, tais como a patologia-base, a responsividade à radioterapia, condições de comparecimento, estado geral do paciente e expectativa de sobrevida. Todos os tratamentos são equivalentes na obtenção do alívio de sintomas, mas a permanência dos efeitos é mais prolongada nos esquemas mais longos (Tombolini, 1994). Em um estudo retrospectivo (Susanne, 2000), a utilização de dose única de 8 Gy foi comparada a esquema de fracionamento de 30 Gy em 10 frações, não se revelando diferenças com relação à função motora e à capacidade deambulatória pós-tratamento entre os dois esquemas.

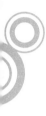

Aspectos técnicos

Volume de tratamento:
O volume-alvo inclui toda a lesão compressiva na medula espinhal acrescida de um ou dois corpos vertebrais contíguos, superiores e inferiores. Caso apresente extensão a partes moles paravertebrais, esta região deve ser também incluída no volume de tratamento.

Distribuição de campos:
- Cervical – campos laterolaterais com proteção das estruturas aerodigestivas.
- Torácica – campo direto posterior prescrito na profundidade anterior do corpo vertebral.
- Lombar – campos anteroposteriores.

Energia/Equipamento:
- As energias mais comuns são feixe de fótons de 4-6 MV.

Toxicidade

A toxicidade desses tratamentos pode ser aguda e tardia. Em se tratando de cuidados paliativos, a maioria dos pacientes não sobreviverá tempo suficiente para manifestar seus efeitos tardios.

Os efeitos agudos são de fraca intensidade, dependem do esquema utilizado e da região irradiada e são tratados de forma sintomática.

A irradiação cervical e torácica pode ocasionar odinofagia de curta duração, antecipada ou não com náuseas e vômitos. A irradiação lombar pode ocasionar náusea, vômitos e diarreia.

Síndrome de Veia Cava Superior (SVCS)

Tumores primários ou secundários para o mediastino e para o pulmão e trombose venosa podem ocasionar obstrução do fluxo sanguíneo na veia cava superior ou em suas tributárias, por invasão direta ou compressão extrínseca.

Câncer de pulmão corresponde a 80%, linfomas a 10%-18%, tumores germinativos e lesões benignas a 2%-3%. Outras situações menos habituais são metástase mediastinal, mesotelioma, timoma etc. (Suat Eren, 2006).

A intensidade dos sintomas varia de acordo com a localização, o grau e o tempo da obstrução. A compressão abaixo do ázigo ocasiona maior sintomatologia. Os sintomas mais comuns são: dispneia em repouso, ortopneia, tosse, dor torácica, edema de face, edema cervical e de membros inferiores, rouquidão, ingurgitamento venoso, circulação colateral, até coma por edema cerebral.

Em situação de cuidados paliativos, o diagnóstico histopatológico dessas lesões é normalmente dispensado, bastando os dados clínicos e radiológicos para a programação do tratamento.

O tratamento consta de medidas gerais de suporte clínico, como a elevação da cabeceira e o repouso, a utilização de corticoterapia e diuréticos para alívio dos sintomas, seguido de radioterapia o mais precocemente possível.

Aspectos técnicos

Volume de tratamento:
É definido com base nos exames radiológicos. Quando o objetivo do tratamento é a obtenção de controle local, a programação se assemelha àquela de um tratamento radical. O mediastino é incluído até 5cm abaixo da carina, assim como toda a tumoração visível com margens de segurança de 2cm.

As energias mais utilizadas são 6-18 MV, com preferência para energias superiores a 8 MV.

A dose prescrita é de 65 Gy para câncer de pulmão e de 30-36 Gy para linfomas. No caso de SVCS secundária a câncer de pulmão, as três primeiras frações diárias são duplicadas, com o objetivo de proporcionar maior redução tumoral e diminuição do quadro compressivo. As frações subsequentes são aplicadas conforme fracionamento-padrão, normalmente 180-200 Gy/dia.

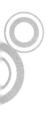

Esse volume é tratado por campos paralelos e opostos anteroposteriores.

Quando o objetivo do tratamento é alcançar a redução do componente compressivo para melhoria dos sintomas, vários esquemas de tratamento podem ser utilizados, todos oferecendo os mesmos resultados clínicos e aplicados de acordo com a expectativa de sobrevida dos pacientes. Dose de 8 Gy em uma fração é dedicada a pacientes com expectativa de sobrevida inferior a 1 mês ou com dificuldade de comparecimento para tratamento fracionado. Para pacientes com expectativa de sobrevida entre 3 e 6 meses, prescrevem-se 20 Gy em 5 frações, e acima de 6 meses, 30 Gy em 10 frações. A expectativa de alívio dos sintomas com a utilização de radioterapia exclusiva é de 77%, similar àquela obtida com quimioterapia exclusiva. A associação de radioterapia com quimioterapia melhora esses índices para 83%. O tempo para obtenção de resposta subjetiva é de 7 a 14 dias.

Obstrução Brônquica

Quadros obstrutivos brônquicos ocasionam atelectasia lombar ou pulmonar, o que resulta em déficit respiratório.

Os critérios para irradiação e os aspectos técnicos considerados são os mesmos aplicados para SVCS.

Hemorragias

Pacientes apresentando sangramento tumoral podem se beneficiar do tratamento de radioterapia anti-hemorrágica. O procedimento é indicado em situações de sangramento capilar tumoral de intensidade volumosa. O tratamento é sempre feito em dose única de 8 Gy tendo como objetivo, em curto prazo, a oclusão capilar pelo edema perivascular, e, em longo prazo, pela esclerose desses vasos.

Sangramentos volumosos e de origem nitidamente vascular não se beneficiam da utilização de radioterapia anti-hemorrágica.

Metástases Ósseas

Metástase óssea está entre os eventos mais comuns em neoplasias, constituindo-se no terceiro sítio de acometimentos, após fígado e pulmão. É também a causa mais comum de dor refratária em paciente portador de neoplasias e está associada a déficit funcional, fraturas, hipercalcemia.

Alguns pacientes são candidatos a receber intervenção cirúrgica com a finalidade de evitar fraturas. Os critérios para prevenção de fraturas e indicações para fixação interna são os seguintes:

- Comprometimento de mais de 50% da diáfise.
- Destruição cortical óssea superior a 50%.
- Lesões maiores que 2,5cm na cabeça do fêmur ou região intertrocanteriana.
- Lesão lítica permeativa em outras áreas de mobilização.
- Comprometimento do trocânter menor e da região subtrocantérica ou supracondilar.
- Dor não controlada após a radioterapia paliativa.

Pacientes cujos sintomas se enquadrem nos critérios acima e cuja expectativa de sobrevida seja superior a 6 semanas podem se beneficiar de osteossíntese metálica (Sim, 1992). Existem outras situações que requerem intervenção cirúrgica imediata, em razão da pouca probabilidade de melhora com uso de radioterapia (Bilsky, 1999):

- Instabilidade óssea em pontos de sustentação (vértebras, fêmur etc.).

- Fratura patológica com fragmentos ósseos no canal medular.
- Sítio único de primário oculto.
- Tumores considerados pouco responsivos à radioterapia (melanomas, sarcomas, carcinomas de células renais).

Pacientes com expectativa de vida inferior a 3 meses, doença extensa, comorbidades clínicas e paraplegia instalada a mais de 24-48 horas não são candidatos à cirurgia e devem receber apenas radioterapia paliativa para controle álgico.

A expectativa de vida em pacientes com metástases ósseas varia de acordo com o sítio primário: próstata 29,3 meses; mama 22,6 meses; rim 11,8 meses; pulmão 3,6 meses; (Harrington, 1988) e a radioterapia produz cicatrização e reossificação em 65%-85% dos pacientes (Body, 1992).

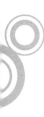

O diagnóstico é feito por meio da cintilografia óssea. Casos duvidosos são esclarecidos com outros exames de imagem, tais como, raio X simples e tomografia computadorizada. A ressonância nuclear magnética é o exame de escolha em caso de suspeita de compressão medular.

O objetivo da radioterapia é promover a redução da carga tumoral e consequentemente melhorar a qualidade de vida pelo alívio parcial ou completo da dor. Pacientes que apresentem sintomas neurológicos progressivos durante ou após a radioterapia, doença residual ou que mantenham instabilidade óssea também são candidatos a fixação metálica (Bilsky, 1999). Entre 80% e 90% dos pacientes tratados apresentam algum grau de resposta, dos quais 50%-60% têm alívio completo da dor. A radioterapia está indicada mesmo em pacientes oligossintomáticos que apresentam lesão em osso de sustentação; a recuperação e reossificação ocorre em 65%-85%, em ossos não fraturados (Tongo, 1982).

Aspectos técnicos

Volume de tratamento:
Inclui, sempre que possível, campos pequenos, com o objetivo de minimizar o risco de complicações. Deve incluir a lesão óssea metastática com margem de segurança de 2cm para ossos longos e chatos, 1 ou 2 corpos vertebrais contíguos.

Irradiar todo o osso após estabilização cirúrgica em razão de risco de disseminação durante o procedimento.

Pacientes com múltiplas lesões sintomáticas podem ser submetidos à irradiação extensa, pela técnica de meio corpo superior e inferior. Esses procedimentos feitos em dose única, 8 Gy, região infraumbilical, e 6 Gy, região supraumbilical, requerem intervalo de 45 dias entre as frações para recuperação medular.

Técnicas de tratamento

São utilizadas técnicas simples e de fácil execução, como descritas anteriormente para compressão medular. Normalmente são utilizados dois campos opostos anteroposteriores ou laterolaterais, porém outros arranjos de campos podem ser utilizados, desde que representem cobertura adequada do volume tumoral.

Diversos esquemas de fracionamento são utilizados, dependendo da extensão das lesões, intensidade de sintomas, condição de comparecimento, expectativa de sobrevida.

Metástases disseminadas e sintomáticas requerem, às vezes, campos extensos de irradiação e podem ser tratadas com irradiação de hemicorpo. O hemicorpo superior é tratado com 6 Gy, em fração única, através de campos anteroposteriores; o hemicorpo inferior é tratado com dose de 8 Gy, também em dose única e através de campos anteroposteriores. Quando a irradiação for localizada em segmentos ósseos, diversos esquemas de fracionamento podem ser utilizados, desde dose de 8 Gy em uma fração, 20-25 Gy em 5 frações, 10 Gy em 10 frações, ou 40,5 Gy em 15 frações, dependendo das condições clínicas dos pacientes. Estudo conduzido pelo Radiation Therapy Oncology Group (RTOG) comparando essas doses provou que qualquer um desses esquemas tem eficácia similar (Tongo, 1982). Embora os esquemas sejam equivalentes, 25% dos pacientes que receberam dose única vão requerer um segundo tratamento, comparando com 7% para os pacientes que receberam maior dose, $p \leq 0,0001$ (Van Den Hout, 2003). A incidência de fraturas também é superior (4% *versus* 2%) p=0,05, mas nenhuma diferença foi observada na qualidade de vida, o que leva à conclusão de que a dose única tem menor custo, é mais conveniente para o paciente e é o tratamento recomendado mesmo à custa de maior chance de retratamento.

Metástase Cerebral

Pacientes portadores de metástase cerebral têm sobrevida mediana de três meses. Cefaleia e distúrbios cognitivos são os sinais e sintomas mais comuns e respondem à corticoterapia em 48 horas. O uso de corticoide melhora a sintomatologia, porém não influencia na sobrevida. Com seu uso isolado, a sobrevida é de dois meses; com a adição de radioterapia a sobrevida mediana se estende para três a cinco meses. Pacientes com metástase única, sem comprometimento meníngeo, bom desempenho físico, sem doença extracraniana, ou doença extracraniana mínima, que tenham respondido à terapia sistêmica têm sobrevida superior a 12 meses (Nieder, 1994).

Os tumores primários que mais se metastatizam para o cérebro são os originados na mama e no pulmão, sendo muito rara a incidência de metástases cerebrais em portadores de tumores uroginecológicos e gastrointestinais.

A ressonância nuclear magnética com gadolínio é o exame de escolha na detecção de metástases parenquimatosas e leptomeningeal.

A presença de três ou menos focos metastáticos é de melhor prognóstico e apresenta maior sobrevida mediana quando comparado com quatro ou mais focos metastáticos (4 *versus* 3,2 meses) (Swift, 1993).

Aspectos técnicos

Volume de tratamento:
Independentemente do número e localização das metástases cerebrais, todo o componente craniano e cerebelar é incluído no campo de tratamento.

Os campos usados são normalmente paralelos e opostos laterolaterais, com a dose prescrita na linha média.

Os equipamentos utilizados são, preferencialmente, feixe de cobalto ou acelerador linear de baixa energia.

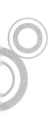

As doses utilizadas são:
- 20 Gy em 5 frações;
- 30 Gy em 10 frações;
- 40 Gy em 15 ou 20 frações.

Todos esses esquemas foram testados de forma prospectiva e randomizada e apresentam eficácia similar (Borgelt, 1980).

Pacientes que receberam 20 Gy em 5 frações ou 30 Gy em 10 ou 12 frações, caso apresentem recidiva, podem ser reirradiados com a dose de 25 Gy em 10 frações.

De uma forma geral, evita-se tratamento com dose única de 8 Gy em cérebro pelos riscos de complicações agudas.

Referências Bibliográficas

ARMSTRONG, B. A.; PEREZ, C. A.; SIMPSON, J. R.; HEDERMAN, M. A. "Role of Irradiation in the Management of Superior Vena Cava Syndrome". In: *International Journal Radiation Oncology Biology Physics*. Apr. 1987,13 (4) 531-9.

BILSKY, M. H. et al. "The Diagnosis and Treatment of Metastatic Spinal Tumor". In: *The Oncologist*, 4:459-69, 1999.

BODY, J. J. "Metastatic Bone Disease: Clinical and Therapeutic Aspects". In: *Bone 13*:557-562, 1992.

BORGELT, B.; GELBER, R.; KRAMER, S. et al. "The Palliation of Brain Metastases: Final Results of the First Two Studies of RTOG". In: *International Journal Radiation Oncology Biology. Physics.* 1980, 6:1-9.

VENEERAT, R.; POWERS, W. E. et al. "Palliation of Bone Metastases". In: PEREZ, C.A. *Principles and Practice of Radiation Oncology*. 4. ed., Lippincott Williams. 2004, cap. 87, 2385-2404.

HARRINGTON, K. et al. "Prophylatic Management of Impending Fractures". *Ortopaedic Mangement of Metatatic Bone Disease*, 1988.

NIEDER, C.; NIEWALD, M.; SCHNABEL, K. et al. "Value of Surgery and Radiotherapy in the Treatment of Brain Metastases". *Radiation Oncology – Investigations.* 1994, 2: 50-55.

PATCHELL, R. A. et al. "Direct Decompressive Surgical Resection in the Treatment of Spinal Cord Compression Caused by Metastatic Cancer: a Randomised Trial". *Lancet.* 2005; 366: 643-48

PEREZ, J. E. et al. "Bone Only *vs* Viceral Only Disease Metastatic Pattern in Breast Cancer". In: *American Journal Clinical Oncology.* 1990, 13: 294-298.

Rowell, N. P.; Gleeson, F. V. "Steroids, Radiotherapy, Chemotherapy and Stents for SVCS Obstruction in Ca of the Bronchus: a Systematic Review". In: *Clinical Oncology* (2002) 14: 338-351.

Salazar, O. M.; Rubin, P.; Hendrickson F. R. et al. "Single-dose Half-body Irradiation for the Palliation of Multiple Bone Metastases from Solid Tumors: a Preliminary Report." In: *International Journal Radiation Oncology Biology Physics*. 1981, 773-781.

Sim, F. H.; Frassica, F. J.; Frassica, D. A. "Metastatic Bone Disease: Current Concepts of Clinicopathophysiology and Modern Surgical Treatment". In: *Annals Academy Medicine Singapore*. 1992, 21: 274-279.

Stark, R. J.; Henson, R. A.; Evans, S. J. W. "Spinal Metastases: a Retrospective Survey from a General Hospital". *Brain*. 1982, 105: 189-213.

Suat Eren. *European Journal of Radiology*. Fevereiro, 2006.

Susanne, H. L. et al. "Prognostic Factors in Metastatic Spinal Cord Compression: A Prospective Study Using Multivariate Analysis of Variables Influencing Survival and Gait Function in 153 Patients". In: *International Journal Radiation Oncology Biology Physics*. 2000, 46 (5):1165-1169.

Swift, P. S.; Philips, T.; Martz, K. et al. "CT Characteristics of Patients with Brain Metastases Treated in RTOG study, 79-16". In: *International Journal Radiation Biology Physics*. 1993, 25:209-214.

Tombolini, V.; Zurlo, A.; Montagna, A. et al. "Radiation Therapy of Spinal Metastases: Results with Different Fractionatios". In: *Tumori* 80: 353-356, 1994.

Tongo, D. et al. "The Palliation of Syntomatic Osseous Metastases: Final Results of the Study by the RTOG". In: *Cancer*, 50: 893-9, 1982.

Yamashita, K. et al. "Prognostic Significance of Bone Metastases in Patient with Prostate Cancer". In: *Cancer*, 71: 1297-1302,1993.

Van den Hout, W. B. et al. "Single *vs* Multiple-fraction Radiotherapy in Patients with Painful Bone Metastases: Cost-utility Analysis Based on a Randomized Trial". In: *Journal National Cancer Institute*. 2003, 95(3) 222-9.

Fisioterapia em Cuidados Paliativos

Lia Machado Pimentel

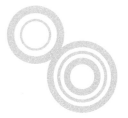

A REABILITAÇÃO DEVE SER PARTE integrante dos cuidados paliativos para o bem-estar, o conforto e a qualidade de vida dos pacientes. A fisioterapia, quando solicitada precocemente, desempenha um papel importante na busca da prevenção das complicações advindas do câncer, do seu tratamento e das alterações decorrentes de internações prolongadas ou períodos longos de inatividade, imobilidade ou desuso. Nesses casos, é fundamental identificar as necessidades do paciente, os sintomas e suas causas, e o impacto nas atividades da vida diária. Muitos pacientes em tratamento paliativo são tolhidos desnecessariamente até mesmo pelos familiares, quando na verdade são capazes de realizar atividades e ter independência. Para os pacientes com complicações como: dor, astenia, linfedema, fraturas patológicas e dispneia, entre outras, a fisioterapia possui um arsenal abrangente de técnicas que complementam os cuidados paliativos na melhora tanto da sintomatologia quanto da qualidade de vida. Em todos os casos, será preciso orientar o cuidador. Estas serão as principais complicações descritas:

Dor

Definição:
Experiência sensorial e emocional desagradável associada a lesão efetiva ou potencial dos tecidos, ou descrita em termos de tal lesão (IASP).

Causas:
- Relacionada ao tumor.
- Ligada ao tratamento.
- Referente ao aparecimento de síndromes paraneoplásicas.
- Não relacionada ao tumor.

Tratamento fisioterapêutico:
- Eletroterapia: Transcutaneous Electrical Nerve Stimulation (TENS) e Corrente Interferencial.
- Terapia manual.
- Termoterapia.
- Cinesioterapia passiva e ativa-assistida.
- Alongamentos.
- Técnicas para reeducação postural.
- Adaptação de órteses.

Astenia

Definição:
Fraqueza, cansaço.

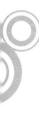

Causas:
- Gerada pelo tipo e localização do tumor.
- Ocasionada pelo tratamento oncológico.
- Relacionada a complicações osteomioarticulares.
- Referente a distúrbios metabólicos.
- Ligada a deficiência nutricional.
- Relacionada a depressão.
- Provocada pela Síndrome do Desuso (hipotrofia muscular, descondicionamento cardiovascular, respiração superficial e alterações posturais).

Tratamento fisioterapêutico:
- Cinesioterapia motora de baixa intensidade.
- Cinesioterapia respiratória.
- Treino das atividades de vida diária (atos básicos para sobrevivência, que possibilitam a integração social).

- Atividades com descarga de peso como caminhadas e ciclismo.
- Técnicas de relaxamento global.
- Orientação de repouso é necessária em alguns momentos (poupar energia para atividades de vida diária – AVD).

Linfedema

Definição:
Acúmulo anormal de líquido rico em proteínas no espaço intersticial.

Causas:
- Drenagem linfática deficiente gerada pelo tumor.
- Drenagem linfática deficiente gerada pelo tratamento oncológico.

Tratamento fisioterapêutico:
- Automassagem linfática.
- Exercícios linfocinéticos.
- Enfaixamento compressivo.
- Cuidados com a pele.

Fraturas Patológicas

Definição:
Lesão do tecido ósseo associada a uma patologia.

Causas:
- Patologia óssea primária.
- Metástases ósseas.

Tratamento fisioterapêutico:
- Posicionamento adequado no leito.
- Adaptação de órteses.
- Restrição dos movimentos no segmento não estabilizado.
- Alívio da dor.
- Reabilitação pós-operatória.

Dispneia

Definição:
Sensação subjetiva e desconfortável de falta de ar quando a demanda de oxigênio é maior que o suprimento.

Causas:
- Relacionada à localização do tumor.
- Relativa ao tratamento oncológico.
- Referente a disfunções pulmonares.
- Ocasionada por excesso de secreção.
- Decorrente de descondicionamento físico.
- Relacionada a doenças preexistentes associadas (DPOC, ICC).

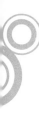

Tratamento fisioterapêutico:
- Cinesioterapia respiratória.
- Oxigenioterapia em caso de hipoxemia.
- Sentar o paciente e manter a cabeceira da cama elevada (Fowler 30°-45°).
- Descartar a possibilidade de obstrução das vias aéreas superiores.
- Ventilação não invasiva por pressão positiva intermitente (VNPPI), pressão positiva contínua (CPAP) e pressão positiva com níveis alternados (BiPAP).
- Ver contraindicações dos cuidados paliativos: hemoptise, linfangite carcinomatosa etc.)

Síndrome da Compressão Medular

Definição:
Ocorre quando um tumor comprime a medula espinhal ou seus nervos, acarretando dor seguida de alteração sensorial, fraqueza muscular, e, tardiamente, disfunção esfincteriana.

Causas:
- Metástase vertebral.

Tratamento fisioterapêutico:
- Cinesioterapia motora após estabilização.
- Posicionamento adequado no leito.
- Adaptação de cinta ou colete.
- Alívio da dor.

Incontinência Urinária

Definição:
Perda involuntária de urina.

Causas:
- Relacionada à localização do tumor ou infiltração tumoral na região pélvica.
- Relacionada ao tratamento oncológico.

Tratamento fisioterapêutico:
- Exercícios isométricos do períneo.
- Técnicas de reeducação postural.
- Eletroestimulação.
- Diário miccional.
- Orientações sobre vestuário de fácil retirada e acesso facilitado ao sanitário.

Referências Bibliográficas

COFFITO. Código de ética profissional de fisioterapia e terapia ocupacional. Resolução nº 10, de 3 de julho de 1978. Disponível em: www.coffito. corg.br Acesso em: 27 ago. 2007.

DELISA, Joel A. "A History of Cancer Rehabilitation". In: *Cancer Supplement*, New York, v. 92, nº 4, ago. 2001, pp. 970-974.

FRIEDRICH, Celene F. et al. "O papel do fisioterapeuta no tratamento oncológico". In: BARACAT, Fausto F. et al. In: *Cancerologia atual: um enfoque multidisciplinar*. São Paulo: Roca, 2000, pp. 198-204.

GERBER, Lynn H. "Cancer Rehabilitation into the Future". In: *Cancer Supplement*, New York, v. 92, nº 4, ago. 2001, pp. 975-979.

GERBER, Lynn H. et al. "Rehabilitation of the Cancer Patient". In: DE VITA, Vicent T.; HELLMAN, S.; ROSENBERG, S.A. *Cancer: Principles and Practice of Oncology*. 5. ed. Philadelfia: Lippincott-Raven Publisher, 1997, pp. 2925-2956.

MARCUCCI, Fernando C. I. "O papel da fisioterapia nos cuidados paliativos a pacientes com câncer". In: *Revista Brasileira de Cancerologia*, v. 51, n° 1, pp. 67-77, 2005.

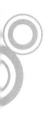

Nutrição em Cuidados Paliativos

Ignez Magalhães de Alencastro

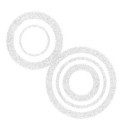

Anorexia

Estratégia Nutricional:
- Verificar candidíase oral, dor, constipação intestinal, uso de fármacos e hipercalcemia.
- Aumentar o fracionamento das refeições e ofertar pequenas porções, o que evita saciedade precoce e distensão gástrica.
- Aumentar a densidade calórica e proteica das preparações.
- Estimular o consumo de líquidos durante o dia, em especial os de alta densidade calórico-proteica.
- Controlar a ingestão de líquidos durante as refeições, evitando contribuir para plenitude gástrica.
- Evitar excesso de gorduras que contribuem para aumentar a saciedade e retardar o esvaziamento.
- Proporcionar ambientes agradáveis para as refeições, sobretudo com a família e/ou amigos.
- Elaborar preparações visualmente atrativas.
- Variar as preparações para evitar a monotonia do cardápio.
- Avaliar a necessidade de suplementação.
- Evitar cheiros fortes ou desagradáveis.
- Observar preferências alimentares.

- Diminuir a ansiedade da família e do paciente quanto à quantidade da alimentação.
- Orientar o cuidador para não forçar o paciente a ingerir mais que a quantidade por ele tolerada; deixar claro que ele não deve se preocupar com possíveis alterações no peso.

Sugestões de preparações enriquecidas:

Objetivo:
Aumentar a densidade calórico-proteica das preparações.

Vitamina de fruta:
Leite (200ml) + fruta (1 pedaço médio) + suplemento em pó (2 a 3 colheres de sopa) + açúcar ou substitutos.
Podem ser acrescentados: geleia de mocotó, biscoito, leite condensado ou leite em pó.

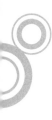

Mingau:
Leite (200ml) + suplemento em pó para mingau (1 colher de sopa ou de acordo com a preferência) + açúcar (a gosto).
Podem ser acrescentados: leite em pó, clara de ovo cozida (1 vez ao dia), creme de leite ou margarina (1 colher de sopa).

Papa de fruta:
Fruta amassada ou liquidificada (1 unidade ou 1 fatia média).
Podem ser acrescentados: suplemento em pó, leite em pó, geleia de mocotó, leite condensado, biscoito (amassado ou liquidificado).

Milk-shake:
Leite (200ml) + sorvete (2 a 3 colheres de sopa bem cheias).
Podem ser acrescentados: suplemento em pó, leite em pó.

Mistura nutritiva:
Leite (200ml) + suplemento em pó (2 colheres de sopa) + leite em pó (1 colher de sopa) + creme de leite (1 colher de sopa) + açúcar ou mel ou glucose de milho (a gosto).

Leite enriquecido:
Leite (200ml) + suplemento em pó (um ou mais de um tipo, ex.: achocolatado + aveia [2 a 3 colheres de sopa]) + açúcar ou mel ou glucose de milho (a gosto).
Podem ser acrescentados: creme de leite, geleia de mocotó ou biscoito (liquidificado).

Suplementos em Pó:
Para vitamina ou leite enriquecido – aveia, farinha láctea, Mucilon® de arroz ou de milho, Sustain®, Sustagem®, Nutren Active®, Neston®, achocolatados, Meritene®, Novomilke®, Soymilke® etc.
Para mingau – aveia, Cremogema®, maisena, creme de arroz, fubá, farinha de trigo (sem fermento), Mucilon® de arroz ou de milho etc.

Exemplo de Cardápio para Alimentação Enriquecida	
7h – Desjejum	Leite enriquecido com suplemento em pó com ou sem fruta (mingau ou vitamina de fruta)
	Pão ou biscoito com margarina, bolo etc.
	Queijo, presunto magro ou ovo
9h30 – Colação	Fruta ou suco de fruta natural
	Biscoitos variados
12h – Almoço	Arroz, batata, aipim, inhame, polenta, pirão ou massas
	Feijão, lentilha, ervilha ou grão-de-bico
	Carne de boi, frango, peixe, vísceras, miúdos ou ovos
	Hortaliças A e B variadas*
	Sobremesa: doces diversos
	Suco de fruta natural

continua

* Hortaliças A: abobrinha, acelga, agrião, aipo, alface, almeirão, brócolis, cebola, cebolinha, chicória, coentro, couve-flor, couve, espinafre, mostarda, nabo, pepino, pimentão, rabanete, repolho, rúcula, salsa, taioba, tomate.
Hortaliças B: abóbora, berinjela, beterraba, cenoura, chuchu, ervilha, jiló, maxixe, palmito, quiabo, vagem.

continuação

15h – Lanche	Leite enriquecido com suplemento em pó com ou sem fruta (mingau ou vitamina de fruta)
	Pão ou biscoito com margarina, bolo etc.
18h – Jantar	Igual ao almoço preferencialmente sem leguminosas
21h – Ceia	Leite enriquecido com suplemento em pó com ou sem fruta (mingau ou vitamina de fruta)

Importante:
- Não ficar mais que 3 horas sem se alimentar durante o dia, mesmo que não tenha fome.
- Ter sempre à mão biscoitos, chocolates ou frutas para serem consumidos em ocasiões em que não haja disponibilidade de tempo para uma refeição mais completa.
- Durante a refeição, as saladas cruas devem ser consumidas por último.
- Evitar bebidas gasosas e outros líquidos junto com as refeições.
- O almoço e o jantar podem ser substituídos por sopa que contenha os mesmos grupos de alimentos da refeição.
- Adicionar azeite ou margarina nas refeições ou preparações (almoço, jantar, saladas, mingau etc.).

Náuseas e vômitos

Estratégia Nutricional:
- Fracionar a dieta de 2 em 2 horas em pequenas porções de alimentos.
- Evitar alimentos de odor forte, salgados, ácidos, gordurosos, fritos e condimentados.
- Evitar o excesso de especiarias, preparações muito doces ou muito gordurosas.
- Ficar afastado da cozinha durante o preparo das refeições.
- Sugerir preparações de alta digestibilidade.
- Evitar ingerir líquidos durante as refeições; procurar ingeri-los nos intervalos.
- Alimentos frios ou gelados.
- Iogurtes, vitaminas, milk-shakes, sucos de frutas, sucos de frutas

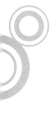

com hortaliças, água de coco, flã ou pudim, geleia de mocotó e picolés costumam ser bem tolerados.
- Após as refeições, manter a cabeça e os ombros em uma posição mais elevada.
- Chupar gelo e gelo feito de suco de frutas.
- Evitar jejum prolongado.
- Deixar o ambiente bem arejado no momento da refeição.
- Tentar descansar pelo menos 1 hora após cada refeição.
- No caso de vômitos intensos (maior volume e frequência diária), deve-se interromper a alimentação e procurar atendimento médico.

Constipação intestinal

Estratégia Nutricional:
- Avaliar a presença de constipação antes da enfermidade e o respectivo tratamento.
- Avaliar baixa ingestão hídrica, dieta com pouca fibra, hipocalemia, hipercalcemia.
- Avaliar características das fezes como consistência, cor, quantidade, odor, frequência, restrição ao leito, uso de opiáceos, uso de antidepressivos tricíclicos e demais medicamentos que interajam com a função intestinal.
- Beber no mínimo 2 litros de líquidos por dia (água, refresco, suco etc.).
- Avaliar e estimular ingestão hídrica.
- Aumentar o consumo de alimentos laxativos como: frutas (mamão, laranja com o bagaço, tangerina, uva com casca, abacaxi, caqui e ameixa seca); hortaliças A cruas e hortaliças B e leguminosas.
- Dar preferência aos alimentos integrais (pães, arroz, biscoitos integrais etc.).
- Aumentar a quantidade de lipídios na dieta (azeite de oliva e outros óleos, creme de leite, manteiga ou margarina).
- Evitar nas preparações alimentos constipantes como creme de arroz, fécula de batata; entretanto, esses alimentos não são proibidos. Orientar o paciente e o cuidador a observar a frequência da evacuação, quando em uso de medicamentos opioides, e a ficar atento à evacuação em intervalo maior a três dias, ou menos frequente que o

habitual para o paciente. Educar para utilização de alimentos ricos em fibras insolúveis nas preparações culinárias.

O manejo da constipação intestinal em pacientes com câncer avançado é uma tarefa complexa quando levamos em consideração a baixa ingestão alimentar, a saciedade precoce e a distensão abdominal característica da enfermidade e do seu tratamento.

A orientação para o aumento da ingestão de líquidos, fibras e lipídios deve ser compatível com o estado fisiológico e funcional do paciente e deve ser realizada de acordo com sua capacidade de aceitação, sendo fundamental monitorar periódica e sistematicamente esses aspectos.

Suplementos industrializados de fibras, como mix de fibras e fibras insolúveis, poderão ser necessários caso a ingestão alimentar de fibra não atinja pelo menos 20g/dia ou quando a função intestinal não responder à terapêutica dietética via alimentos.

É fundamental observar que pacientes com constipação por período de 5 a 7 dias deverão utilizar métodos não nutricionais, pois o enriquecimento de fibras nesse caso poderá ocasionar impactação, distensão e desconforto abdominal.

Dieta Laxativa:
Utilizar:
- mamão, laranja, ameixa, abacate, tangerina, abacaxi, uva com casca, caqui;
- hortaliças A, principalmente quando cruas;
- abóbora, quiabo, milho verde, caroço de feijão;
- iogurte, coalhada, creme de leite;
- aveia, centeio, farelo de trigo ou de aveia;
- alimentos integrais: arroz, pães, biscoitos; e
- mel, melado.

Evitar:
- banana, maçã, goiaba sem casca, caju e limão;
- cenoura cozida, batata-inglesa, batata-doce, aipim, inhame, cará;
- creme de arroz, Mucilon® de arroz, fécula de batata; e
- chá preto, café e mate.

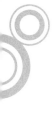

Coquetel Laxativo® (Professora Dra. Nelzir Trindade Reis):
Ameixa seca (5 unidades) + creme de leite (1 colher de sopa) + laranja (1 unidade média) + mamão papaia (1 fatia média) + água (1 copo) + farelo de aveia (1 colher de sopa).

Variações:
Creme Laxativo:
Ameixa (5 unidades) + mamão (1 fatia pequena) + aveia em flocos (1 colher de sopa).

Coquetel Laxativo:
Leite (200 ml) + ameixa preta (2 unidades) + mamão (1 fatia pequena) + mel (1 colher de sopa) + creme de leite (1colher de sopa) + farelo de aveia ou de trigo (1 colher de sopa).

Diarreia

Estratégia Nutricional:
- Excluir a falsa diarreia causada por fecaloma, obstrução intestinal parcial, intolerância alimentar, cólon irritável, ansiedade ou medo.
- Estimular ingestão hídrica.
- Avaliar necessidade de repor potássio.
- Aumentar a ingestão de líquidos: água, água de coco, sucos de maçã, pera, laranja-lima coado, limão e chás (erva-doce, mate, camomila, cidreira).
- Evitar os pães de fibras integrais, cereais, farelo e produtos feitos com esses alimentos.
- Evitar sementes, amendoim, milho de pipoca, leguminosas, açúcar e alimentos doces.
- Utilizar frutas e vegetais sem peles, cascas, sementes e bagaço, de preferência, cozidas.
- Limitar ou evitar o uso de leite, derivados do leite e alimentos que contenham leite; avaliar necessidade de substituição do leite por soja.
- Evitar os alimentos com alto teor de gorduras, condimentados e laxativos.
- Consumir alimentos em temperatura ambiente.
- Evitar alimentos e/ou bebidas frias ou geladas, principalmente em jejum.

✿ Evitar alimentos e bebidas que causam gases.
✿ Avaliar necessidade de suplementação de fibra solúvel industrializada para regularização do funcionamento do intestino.

Disfagia e odinofagia

Estratégia Nutricional:
✿ Fracionar a dieta em várias refeições, compostas de pequenas porções cada uma. Fazer uso de dieta de consistência líquida a semilíquida.
✿ Evitar alimentos muito quentes ou gelados.
✿ Ingerir os líquidos devagar, em pequenos goles.
✿ Inclinar a cabeça para trás, a fim de facilitar a deglutição.
✿ Não tomar bebidas gasosas e alcoólicas.
✿ Evitar alimentos ásperos ou secos.

Pacientes com disfagia têm mais dificuldade de deglutição para líquidos. Nesses casos, poderemos não só utilizar a alimentação semilíquida, que tem por característica ser liquidificada e mais encorpada, ou seja, cremosa, ou então adicionar nas preparações culinárias o uso de espessante industrial. Nos casos mais severos, avaliar a necessidade de nutrição enteral.

Xerostomia

Estratégia Nutricional:
✿ Utilizar alimentos pastosos ou servidos com caldos ou sucos (maionese, iogurte ou molhos, suflês, purês).
✿ Consumir alimentos mais ácidos e picantes.
✿ Consumir líquidos durante e entre as refeições.
✿ Ter sempre à mão uma garrafa com água para beber quando sentir a boca seca.
✿ Utilizar balas de limão ou hortelã.
✿ Colocar gotas de limão sob a língua pode ajudar a produção de saliva (caso a mucosa esteja íntegra).

Em alguns casos, pode ser necessária a prescrição médica de saliva artificial. É importante ressaltar, também, a necessidade de higiene oral frequente.

Saciedade precoce

Estratégia Nutricional:
- Aumentar o fracionamento das refeições.
- Evitar o consumo de bebidas, principalmente gasosas, durante as refeições.
- Evitar alimentos crus.
- Evitar preparações gordurosas.

Fadiga

Estratégia Nutricional:
- Receber ajuda no momento da refeição.
- Não preparar ou ajudar na preparação dos alimentos.
- Adaptar a consistência da dieta.

Pirose

Estratégia Nutricional:
- Evitar bebidas gasosas (água com gás, refrigerantes).
- Não fazer uso de mate, café, chocolate, guaraná natural.
- Não utilizar condimentos picantes, caldos concentrados (cubinhos), temperos artificiais.
- Não ingerir alimentos fermentados (carboidratos concentrados, miolo de pão).
- Evitar frituras e embutidos, em geral.
- Não fazer uso de outros tipos de alimentos e preparações que causem intolerância individual.
- Evitar alimentar-se de 2 a 3 horas antes de se deitar.
- Consumir refeições pequenas e frequentes (6 refeições por dia, de 3 em 3 horas).
- Modificar textura, consistência e temperatura dos alimentos e preparações ofertadas.
- Aumentar a densidade calórico-proteica das preparações, adicionando polímeros de glicose, leite em pó, módulo de proteínas, de carboidratos e/ou de lipídios.

- Sugerir à equipe médica indicação de analgésicos e/ou xilocaína líquida ou viscosa, para uso antes das refeições.

Disgeusia

Estratégia Nutricional:
- Identificar a alteração no paladar quanto à especificidade do sabor e tipo de alimento e intensidade.
- Substituir os alimentos pouco tolerados por aqueles nutricionalmente similares, suportados pelo paciente.
- Oferecer alimentos com visual atrativo, destacando coloração variada, odor e textura convidativos.
- A higiene oral antes das refeições favorece o paladar e a aceitação da dieta.
- Utilizar ervas frescas e condimentos que acentuem o sabor da preparação culinária.

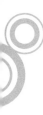

Mucosite, estomatite, glossite, gengivite

Estratégia Nutricional:
- Recomendar adequada ingestão de líquidos.
- Evitar preparações condimentadas, ácidas, em temperaturas extremas.
- Evitar bebidas alcoólicas, cafeína e tabaco.
- Adaptar consistência da dieta para pastosa ou semissólida, conforme a necessidade.
- Evitar jejum prolongado.
- Avaliar indicação de suporte nutricional enteral exclusivo ou complementar.

Dispneia

Estratégia Nutricional:
- Manter a cabeceira elevada, o paciente, preferencialmente, sentado e o ambiente bem ventilado.
- Se a dispneia for avaliada de leve a moderada, orientar dieta pastosa, líquida ou semilíquida, bem fracionada.
- Em caso de dispneia intensa, orientar a suspensão da dieta.

Hipercalcemia

Estratégia Nutricional:
- Não há interferência com intervenção dietética; a conduta deverá observar os sintomas mais comuns como a êmese, a desidratação e a anorexia.
- Aumentar a ingestão hídrica.

Hiperglicemia

Estratégia Nutricional:
A intolerância à glicose é uma das primeiras anormalidades metabólicas descritas em pacientes com câncer avançado. Ocorre antes mesmo da perda de peso e da caquexia. Com a progressão do câncer, piora a resistência periférica à insulina, determinando dificuldades no controle glicêmico.

Observar corticoterapia crônica.

Geralmente a dieta isenta de sacarose é suficiente para esses casos, não sendo necessário o controle na ingestão da quantidade total de carboidratos complexos.

Terapia nutricional de suporte em cuidados paliativos

A Terapia Nutricional Enteral (TNE) é um método eficiente para fornecer adequado suporte nutricional, podendo melhorar a qualidade de vida do paciente em cuidados paliativos. O objetivo geral desse cuidado nutricional é proporcionar alimentação adequada, segurança e conforto.

A decisão de se instituir ou não tal terapia deverá ser tomada em conjunto, considerando a autonomia do paciente, a opinião de seus familiares/cuidadores e dos membros da equipe. O conhecimento da evolução da enfermidade concomitante ao momento do *performance status* poderá contribuir para que a indicação de ostomia seja realizada no melhor momento funcional do paciente, antecipando o que poderia ser uma impossibilidade futura.

Indicações da nutrição enteral via cateter ou ostomia:
- ingestão alimentar baixa ou muito baixa;
- condições de utilização do trato gastrointestinal;
- presença de disfagia, sinais e sintomas;
- implicações éticas, morais e legais quanto ao uso ou descontinuidade da terapia;
- inviabilidade de alimentação por via oral em razão de:
  - presença de tumores de cabeça e pescoço, localmente avançados;
  - obstrução digestiva alta;
- única via possível e adequada para o fornecimento de alimentação;
- ausência de vômitos ou diarreia "intratáveis";
- aceitação da terapia, por parte do paciente e seus familiares.

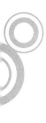

As contraindicações e complicações da TNE, via cateter ou ostomia, em cuidados paliativos, seguem os mesmos critérios estabelecidos para outros pacientes. Essa terapia não deverá ser instituída quando houver interferência com a dignidade pessoal ou em pacientes em iminência de morte.

São indicadas fórmulas-padrão, industrializadas poliméricas ou artesanais. É incomum o uso de dietas personalizadas, entretanto, em casos específicos, podem ser utilizadas quando o objetivo é a obtenção de alguma melhora clínica significativa, refletindo no bem-estar.

O volume da dieta deverá ser monitorado junto com possíveis sintomas de plenitude gástrica, distensão abdominal, constipação ou diarreia.

Nutrição Parenteral

A utilização e eficácia da Terapia Nutricional Parenteral são controversas, não sendo ela frequentemente usada no contexto do cuidado paliativo. Embora referenciada em alguns centros de cuidados paliativos europeus, não existe evidência válida para provar que esse procedimento seja benéfico ou que ajude na expectativa de vida desses pacientes. Os riscos associados e o alto custo da dieta excedem os benefícios.

Dieta Artesanal por Sonda

Horário: *Volume total:*

ALIMENTOS	QUANTIDADE	MEDIDAS CASEIRAS
Leite de vaca integral (ou de soja)	ml	copo (s)
Suplemento em pó	g	colher (es) de
Açúcar (ou mel ou glucose de milho)	g	colher (es) de

Horário: *Volume total:*

ALIMENTOS	QUANTIDADE	MEDIDAS CASEIRAS
Carne (frango ou bovina)	g	colher (es) de
Vegetal A: espinafre, chicória, brócolis, bertalha, agrião, abóbora-d'água, repolho e couve-flor	g	colher (es) de
Vegetal B: beterraba, cenoura, chuchu, abóbora, abobrinha e beterraba	g	colher (es) de
Vegetal C: aipim, batata-inglesa, batata-baroa, cará e inhame	g	colher (es) de
Feijão preparado (ou lentilha ou ervilha)	g	colher (es) de
Óleo	ml	colher (es) de
Água	ml	Até completar

Horário: *Volume total:*

ALIMENTOS	QUANTIDADE	MEDIDAS CASEIRAS
Leite de vaca integral (ou de soja)	ml	copo (s)
Suplemento em pó	g	colher (es) de
Fruta	g	colher (es) de
Açúcar (ou mel)	g	colher (es) de

Horário: *Volume total:*

ALIMENTOS	QUANTIDADE	MEDIDAS CASEIRAS
Suco de fruta natural	ml	copo (s)
Suplemento em pó	g	colher (es) de
Açúcar (ou mel ou glucose de milho)	g	colher (es) de

Suplementos em Pó
- Para vitamina ou leite enriquecido: aveia, farinha láctea, Mucilon® de arroz ou de milho, Sustain®, Sustagem®, Nutren Active®, Neston®, achocolatados, Meritene®, Novomilke®, Soymilke® etc.
- Para mingau: aveia, Cremogema®, maisena, creme de arroz, fubá, farinha de trigo (sem fermento), Mucilon® de arroz ou de milho etc.

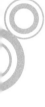

Orientação para o Preparo

Leite enriquecido ou vitamina:
- Liquidificar bem todos os ingredientes juntos e coar em peneira fina.

Mingau:
- Cozinhar a farinha com o leite (não engrossar) e deixar amornar.
- Acrescentar açúcar ou substituto.
- Liquidificar a mistura e coar em peneira fina.

Sopa:
- Cozinhar muito bem todos os ingredientes com pouca quantidade de água (suficiente para cobrir os alimentos), em panela tampada.
- Depois do cozimento, retirar o talo das verduras e acrescentar o feijão.
- Liquidificar bem a mistura e, caso necessário, adicionar água filtrada até completar o volume esperado.
- Coar a sopa em peneira fina.

Suco:
- Preparar o suco na hora de servir.
- Adicionar o açúcar e liquidificar bem.
- Coar em peneira fina.

Observações:
- Variar as hortaliças da sopa, utilizando pelo menos uma de cada grupo (Vegetais A, B e C).
- Caso a preparação fique grossa, acrescentar água fervida para obter a consistência desejada.
- Quando necessário, peneirar a preparação mais de uma vez.
- Guardar sempre as preparações na geladeira e servir sempre à temperatura ambiente (nem quente nem fria).
- Para preparo dos alimentos, usar utensílios e equipamentos devidamente higienizados (lavados) e guardá-los limpos em vasilha tampada, fora do alcance de animais e insetos.

Atenção: Usar os alimentos de acordo com o funcionamento do intestino.
- Alimentos laxativos – mamão, laranja, ameixa, abacate, abóbora, creme de leite, aveia e mel.
- Alimentos constipantes – banana, maçã, caju, limão, goiaba sem casca e sem semente, creme de arroz, fécula de batata, Mucilon® de arroz, batata-inglesa, cenoura cozida, chuchu, cará e chá preto.
- Em caso de diarreia persistente – substituir o leite de vaca por leite de soja e o açúcar, se possível, por Nidex® ou Dextrosol®.

Orientações para Manipulação e Higienização

Se a dieta for artesanal:
- O local de preparo deve estar limpo.
- Lavar bem as mãos com água e sabão.
- Separar todos os ingredientes e materiais a serem utilizados para o preparo da dieta.
- Verificar se os ingredientes estão dentro do prazo de validade e se as embalagens não estão danificadas.
- Lavar, com água corrente e detergente, todos os utensílios a serem utilizados no preparo da dieta e, após, passar água fervente.
- Lavar as embalagens dos ingredientes antes de abri-las.
- Medir corretamente os ingredientes, de acordo com a prescrição do nutricionista.
- Conservar a dieta na geladeira em recipiente tampado.

- Retirar da geladeira apenas o volume a ser utilizado, 30 minutos antes do horário da administração.
- Não aquecer a dieta.
- Utilizar a dieta até 12 horas após o seu preparo; em caso de sobras após esse tempo, desprezar e preparar uma nova dieta.

Se a dieta for industrializada em pó:
- Verificar se a embalagem está dentro do prazo de validade e se não está danificada.
- Lavar a embalagem com água e sabão antes de abri-la.
- Utilizar a quantidade de dieta em pó prescrita pelo nutricionista.
- Utilizar a quantidade de água filtrada e fervida recomendada.
- Bater bem a dieta em pó, no liquidificador, com a água resfriada.
- Seguir as demais recomendações para conservação e administração já citadas.

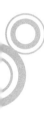

Se a dieta for industrializada líquida:
- Verificar, no rótulo, se está dentro do prazo de validade.
- Verificar se a embalagem não está danificada.
- Lavar bem a embalagem com água e sabão.
- Agitar bem antes de abri-la.
- Seguir a quantidade prescrita pelo nutricionista em cada horário.

Orientações Gerais com a Dieta Artesanal

- Liquidificar muito bem os alimentos e coar em peneira bem fina. Caso necessário, colocar uma gaze na peneira.
- Depois de pronta, a dieta deve ser utilizada ou guardada na geladeira. Caso fique mais de uma hora fora da geladeira, deve ser descartada.
- A dieta deve ser dada ao paciente em temperatura ambiente (nem quente nem gelada).
- A alimentação deve ser dada com o paciente quase sentado, ou com a cabeceira elevada.
- Controlar o gotejamento da dieta, que deve ser lento, gota a gota.
- Após cada refeição, administrar 50 a 100ml de água filtrada para lavar a sonda e evitar seu entupimento.

- A medicação em comprimido deve ser bem amassada e misturada com água até completa diluição. Após a medicação, introduzir 50ml a 100ml de água para evitar o entupimento da sonda.
- Caso o paciente esteja alimentando-se também pela boca, complementar a alimentação com alimentos líquidos a pastosos (sucos, vitaminas, frutas, sopas, legumes, carnes liquidificadas ou fracionadas etc.). Se o paciente não consegue engolir e manifesta desejo de comer, ele poderá mastigar e cuspir, somente com orientação da nutricionista e do médico assistente.
- A língua e os lábios de pacientes com problemas na boca deverão ser umedecidos com água gelada, usando-se algodão ou gaze.
- Aplicar vaselina ou manteiga de cacau nos lábios do paciente para evitar rachaduras.
- Limpar as narinas diariamente com um cotonete molhado em água morna.

Observar diarreia, náuseas, vômitos, distensão abdominal ou qualquer alteração gastrointestinal e avisar ao nutricionista na próxima consulta.

Higienização do material:
- Lavar todo o material com sabão neutro e água logo após o uso, enxaguando-o bem.
- No final do dia deixar o material de molho por 30 minutos em solução contendo água + água sanitária (para cada 5 copos de água, adicionar 1 colher de sopa de água sanitária). Guardar o material em lugar limpo.

Orientações sobre Administração da Dieta
A administração pode ser feita com uma seringa ou com um equipo, de acordo com a orientação do nutricionista, enfermeiro ou médico.

O profissional deve reunir todo o material sobre uma mesa ou bandeja limpa, lavar as mãos e manter o paciente sentado ou deitado com as costas elevadas durante a administração da dieta e após o término da dieta por mais 30 minutos.

Esse cuidado evitará regurgitação, vômitos ou aspiração da dieta para o pulmão.

Administração com seringa

Material:

- uma seringa de 20ml ou maior;
- um frasco com a quantidade de dieta a ser administrada no horário; e
- um frasco com água filtrada e fervida, em temperatura ambiente.

Administração:

- Encher a seringa com a dieta, tirar a tampa que fecha a sonda, conectar a seringa à sonda, injetar lentamente.
- Repetir a operação até o término da dieta.
- Aspirar 20ml de água com a seringa e injetar na sonda para limpá-la internamente.
- Tampar a sonda.
- Lavar com água e sabão ou detergente a seringa e os recipientes utilizados; em seguida, passar água fervente.
- Secar e guardar a seringa num recipiente fechado, dentro da geladeira.

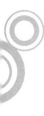

Administração com equipo

Material:

- um frasco (ou bolsa) apropriado para a dieta, com a quantidade a ser administrada no horário, em temperatura ambiente;
- um copo com água filtrada e fervida, em temperatura ambiente;
- um equipo para nutrição enteral ou um equipo de soro sem filtro;
- um suporte de soro ou um gancho, para pendurar o frasco (aproximadamente 30cm acima da cabeça); e
- uma seringa de 20ml ou mais.

Administração:

- Conectar o equipo ao frasco, pendurar o frasco no gancho, abrir a pinça ou roleta para encher o equipo de dieta e, em seguida, fechar a roleta.
- Conectar o equipo à sonda, abrir a pinça ou roleta, regulando o gotejamento; a dieta deverá pingar gota a gota, aproximadamente 60 a 90 gotas por minuto; a administração do frasco levará de uma a duas horas.
- Ao término da dieta, injetar na sonda, com a seringa, 20ml a 40ml de água.
- Tampar a sonda.
- Lavar o frasco e o equipo com água e detergente, secar e guardar num recipiente fechado, na geladeira.

Quando procurar a equipe?

A equipe dever ser procurada quando o paciente apresentar diarreia por mais de 1 dia, constipação por mais de 5 dias, náuseas e vômitos persistentes, dor abdominal, febre (mais de 37,5°C), rosto ou pernas inchadas, dor na face e sangramento.

INTERAÇÕES DROGA-NUTRIENTES

DROGA	CLASSE TERAPÊUTICA	EFEITOS COLATERAIS	INGESTÃO COM ALIMENTOS
Morfina, sulfato	analgésico	anorexia, boca seca, ↓motilidade gástrica, constipação, dispepsia, náuseas, vômitos, flatulência, hipotensão, edema	sim, para evitar desconforto GI
Dexametasona Corticoides Cortisona	anti-inflamatório, imunossupressor	↑apetite, ↑peso, anorexia, perda de Ca, ↑dos requerimentos de folato	sim, para diminuir efeitos GI
Tramadol	analgésico	anorexia, boca seca, dispepsia, náuseas e vômitos, dor abdominal, constipação, diarreia, flatulência	sim, para diminuir efeitos GI
Ranitidina Antak Zilium	antissecretor, antiúlcera, anti-DRGE, anti-histamínico	náuseas, vômitos, proteinúria, ↓absorção de vit. B12, dor abdominal, diarreia, constipação, ↑TGO, TGP, GGT, creat.	tomar com refeições e/ou ao deitar
Amitriptilina Tryptanol	Antidepressivo	↑peso, ↑apetite principalmente para doces	sim, para evitar desconforto GI
Metronidazol Flagyl	antibiótico, amebicida, antitricomonas	anorexia, paladar metálico, desconforto epigástrico, boca seca, estomatite, diarreia, constipação	sim, para evitar desconforto GI
Captopril Capoten	anti-hipertensivo, antinefropatia diabética	disgeusia, paladar metálico ou salgado, úlcera péptica, dor abdominal, constipação, diarreia, cefaleia, xerostomia, ↓peso, anorexia, náuseas, vômitos, ↑glicemia em diabéticos	tomar 1 hora antes das refeições (alimento↓ abs. em 30%-40%)
Metoclopramida Plasil	antiemético, anti--DRGE, antagonista da dopamina	boca seca, ↑esvaziamento gástrico, náusea, diarreia, constipação	tomar 1/2 hora antes das refeições e ao deitar

continua

continuação

DROGA	CLASSE TERAPÊUTICA	EFEITOS COLATERAIS	INGESTÃO COM ALIMENTOS
Diazepan Valium Diempax	ansiolítico, miorrelaxante	xerostomia ou sialorreia, náusea, constipação, sonolência, tontura, fadiga, tremor, ataxia, distúrbios visuais, ↑apetite e ↑peso	pode ser tomado com alimentos
Fenitoína sódica Epelin Hidantal	anticonvulsivante	hiperplasia de gengiva, alterações no paladar, disfagia, constipação	tomar com alimento ou leite para ↓irritação GI; mastigar bem os comprimidos mastigáveis
Haloperidol Haldol	Antipsicótico	xerostomia, dispepsia, constipação, diarreia, ↑apetite, ↑peso, anorexia	tomar com alimento para ↓desconforto GI, não misturar solução oral com café ou chá
Espironolactona Aldactone	anti-hipertensivo, diurético	xerostomia, gastrite, cólicas, diarreia	tomar com alimentos para ↓irritação GI e ↑abs.
Furosemida Lasix	anti-hipertensivo, diurético de alça	anorexia, ↑sede, irritação oral, cólicas estomacais, náuseas, vômitos, diarreia, constipação, cefaleia, visão borrada, ↓tolerância à glicose em diabéticos, distensão abdominal e distúrbios eletrolíticos	pode tomar com alimento ou leite para ↓desconforto GI
Óleo mineral Nujol	laxante lubrificante	anorexia, ↓peso, eructação, náusea, dispepsia, cólicas, flatulência, diarreia, alteração da palatabilidade, vômitos	tomar com estômago vazio 2h antes ou após as refeições; não tomar ao deitar
Diclofenaco Biofenac/ Cataflan	analgésico, antirreumático	náusea, dispepsia, dor abdominal, constipação, diarreia, flatulência, úlcera e sangramento GI	tomar com alimento, leite ou 1 copo de água para ↓irritação GI
Bisacodil Dulcolax	laxante, estimulante	↓abs. intestinal de AA e gli., ↓peso, náusea, eructação, cólicas abdominais, diarreia, dependência laxativa, má absorção, esteatorreia	tomar à tarde com o estômago vazio com 1 copo de água ou suco; observar intervalo de 1h entre ingestão do fármaco e leite, supl. de Ca ou Mg
Fentanil Fentanila transdérmico Durogesic	Analgésico, narcótico	anorexia, boca seca, dispepsia, náuseas, vômitos, dor abdominal, constipação, diarreia, flatulência, soluços	Sim, para diminuir efeitos GI

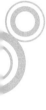

ORIENTAÇÕES NUTRICIONAIS GERAIS NAS INTERAÇÕES DROGA-NUTRIENTE DE ALGUNS FÁRMACOS UTILIZADOS EM CUIDADOS PALIATIVOS

Morfina	Dieta fracionada; utilizar alimentos para regularizar a função intestinal; incentivar ingestão hídrica.
Dexametasona	Dieta fracionada; aumentar alimentos proteicos; preparações mais consistentes; observar necessidade de aumento de alimentos ricos em cálcio; observar glicemia.
Tramadol	Utilizar alimentos para regularizar a função intestinal; diminuir alimentos flatulentos; estimular ingestão hídrica.
Ranitidina	Dieta fracionada; utilizar alimentos para regularizar a função intestinal; limitar alimentos ricos em cafeína e xantina.
Amitriptilina	Dieta fracionada; diminuir alimentos ricos em fibra; limitar cafeína.
Metronidazol	Dieta fracionada; utilizar alimentos para regularizar a função intestinal; incentivar ingestão hídrica; diminuir alimentos ricos em Na.
Metoclopramida Haloperidol	Dieta fracionada; utilizar alimentos para regularizar a função intestinal; incentivar ingestão hídrica.
Sulfato ferroso	Dieta fracionada; aumentar alimentos ricos em vitamina C; alimentos ricos em Ca/Zn/Cu devem ser ofertados separadamente.
Fenitoína	Dieta fracionada; utilizar alimentos para regularizar a função intestinal; verificar alterações do paladar; observar necessidade do aumento de alimentos ricos em Ca/Mg/Vit D.
Espironolactona Diazepan	Dieta fracionada; utilizar alimentos para regularizar a função intestinal; incentivar ingestão hídrica.
Fentanil	Dieta fracionada; utilizar alimentos para regularizar a função intestinal; evitar alimentos flatulentos e incentivar ingestão hídrica.
Octreotide	Dieta fracionada; utilizar alimentos para regularizar a função intestinal; incentivar ingestão hídrica; diminuir alimentos ricos em gordura.
Óleo mineral	Dieta fracionada; diminuir alimentos flatulentos; utilizar alimentos para regularizar a função intestinal.
Diclofenaco	Dieta fracionada; utilizar alimentos para regularizar a função intestinal e diminuir alimentos flatulentos.

continua

continuação

Bisacodil	Dieta fracionada; diminuir alimentos flatulentos; utilizar alimentos para regularizar a função intestinal; diminuir alimentos gordurosos.
Loperamida	Utilizar alimentos para regularizar a função intestinal; diminuir alimentos flatulentos; incentivar ingestão hídrica.
Ciprofloxacino	Dieta fracionada; utilizar alimentos para regularizar a função intestinal; observar necessidade de suplementar Fe/Ca/Zn/Mg; evitar cafeína e xantina.
Citalopram	Dieta fracionada; utilizar alimentos para regularizar a função intestinal; diminuir alimentos flatulentos; incentivar ingestão hídrica.
Digoxina Fenobarbital	Dieta fracionada; utilizar alimentos para regularizar a função intestinal.
Carbamazepina Cefalexina Loperamida	Dieta fracionada; utilizar alimentos para regularizar a função intestinal; incentivar ingestão hídrica.
Imipramina	Utilizar alimentos para regularizar a função intestinal; incentivar ingestão hídrica; limitar cafeína e alimentos ricos em fibra.
Omeprazol	Observar necessidade de suplementar Fe e vit. B12; dieta fracionada; utilizar alimentos para regularizar a função intestinal.
Ondasetrona Sertralina	Dieta fracionada; utilizar alimentos para regularizar a função intestinal; incentivar ingestão hídrica.

Referências Bibliográficas:

BRUERA, E. "ABC of Palliative Care: Anorexia, Cachexia, and Nutrition". In: *British Medical Journal*, v. 315, nov. 1997, pp. 1219-1222.

CABRAL, E. L. B.; CORREIA, M. I. T. D. "Aspectos nutricionais na abordagem do câncer avançado". In: WAITZBERG, D. L. *Dieta, nutrição e câncer*. Rio de Janeiro: Atheneu, 2006, p. 329

DAVIDSON, I.; RICHARDSON, R. "Fietary and Nutritional Aspects of Palliative Medicine, Foreword". In: *Oxford Textbook of Palliative Care*. 3. ed. Oxford: UK, 2004, p. 546.

DY, S. M. "Enteral and Parenteral Nutrition in Terminally Ill Cancer Patients: A Review of the Literature". In: *American Journal of Hospice e Palliative Medicine*. Vol. 23, nº 5, out./nov., 2006.

HILL, D.; HART, K. "A Practical Approach to Nutritional Support for Patients with Advanced Cancer". In: *International Journal of Palliative Nursing*, nº 7, pp. 317-321, 2001.

Moura, M. R. L.; Reyes, F. G. "Interação fármaco-nutriente". In: *Revista de Nutrição de Campinas,* 15(2):223-238, mai./ago., 2002.

Power, J. "Nutritional Issues in Advanced Cancer". In: *European Journal of Palliative Care,* v. 6, nº 2, 1999.

Reis, N. T. *Nutrição clínica: interações.* Rio de Janeiro: Rúbio, 2004.

Santos, H. S. "Terapêutica nutricional para constipação intestinal em pacientes oncológicos com doença avançada em uso de opiáceos". In: *Revista Brasileira de Cancerologia,* 2002, 48(2): 263-269.

Thoresen, l.; Soya, A. K. "The Nutritional Aspects of Palliative Care". In: *European Journal of Palliative Care,* 2006; 13(5): 190-193.

Vasconcelos, M. I. L. "Nutrição enteral". In: Cuppari, L. *Guia de nutrição: nutrição clínica no adulto.* São Paulo: Manole, 2002, pp. 369-390.

Anexo

Lista de Medicamentos de Suporte para Cuidados Paliativos de Pacientes Oncológicos

Acetato de megestrol
Acetato de medroxiprogesterona
Aciclovir
Ácido acetilsalicílico
Ácido aminocaproico
Ácido tranexâmico
Ácido zoledrônico
Amitriptilina
Baclofeno
Betanecol
Bisacodil
Bromoprida
Carbamazepina
Cetoconazol
Cetorolaco
Cimetidina
Ciprofloxacino
Clonazepam
Clorpromazina
Codeína
Dexametasona
Diazepam

Diclofenaco
Dipirona sódica
Domperidona
Droperidol
Enemas
Esomeprazol magnésio
Espironolactona
Etoricoxib
Fentanila
Fluconazol
Furosemida
Gabapentina
Glicerol
Haloperidol
Hidróxido de alumínio
Hidróxido de magnésio
Hioscina
Ibuprofeno
Imipramina
Lactulose
Lansoprazol
Levomepromazina

Lidocaína
Lumiracoxibe
Meloxicam
Metadona
Metoclopramida
Midazolam
Morfina
Nifedipino
Nistatina
Nitrofurantoína
Norfloxacina
Octreotide
Ofloxacino
Óleo mineral
Omeprazol
Ondasetrona

Oxicodona
Pamidronato dissódico
Paracetamol
Picossulfato sódico
Piroxican
Prazosina
Prednisona
Ranitidina
Saliva artificial
Sene (*Cassia angustifolia*)
Sertralina
Sulfametoxazol + trimetropina
Tenoxican
Tramadol
Venlafaxina

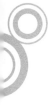

Os Autores

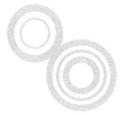

Alfredo Guarischi
Mestre em Cirurgia pela Universidade Federal do Rio de Janeiro (UFRJ); presidente da Comissão Permanente de Câncer do Colégio Brasileiro de Cirurgiões; cirurgião oncológico do Hospital da Força Aérea do Galeão e do Hospital da Lagoa/RJ e cirurgião do Hospital Copa D'Or/RJ.

Ernani Saltz
Chefe do Serviço de Hematologia e Oncologia Clínica do Hospital de Jacarepaguá (Ministério da Saúde/RJ); diretor-médico da Neomedical – Clínica Oncológica – Rio de Janeiro/RJ; membro da Câmara Técnica de Oncologia do Conselho Regional de Medicina do Rio de Janeiro; ex-coordenador da Campanha Nacional de Combate ao Câncer do Ministério da Saúde.

Frederico Müller de Toledo Lima
Médico oncologista do Hospital de Jacarepaguá (Ministério da Saúde/RJ); médico do Serviço de Terapia Intensiva do Instituto Nacional do Câncer (Inca – unidade II); residência médica em Clínica Médica; pós-graduação em Terapia Intensiva no Hospital São Lucas/RJ; pós-graduação em Oncologia Clínica no Hospital Gaffrée e Guinle/RJ.

Ignez Magalhães de Alencastro
Nutricionista do Instituto Nacional do Câncer (Inca – unidade IV – Cuidados Paliativos); especializada em Nutrição Clínica pela Universidade Federal Fluminense (UFF); graduada pela Universidade Federal do Rio de Janeiro (UFRJ).

Jeane Pereira da Silva Juver
Médica anestesiologista do Instituto Nacional de Cardiologia; certificação em Dor pela Sociedade Brasileira de Anestesiologia/Associação Médica Brasileira (SBA/AMB); mestre em Anestesiologia pela Faculdade de Medicina da Universidade Federal do Rio de Janeiro (UFRJ); pós-graduação no Programa de Educação em Cuidados Paliativos da Universidade de Harvard (EUA); responsável técnica pelo Centro de Cuidados Paliativos do Hospital de Jacarepaguá (Ministério da Saúde/RJ).

Jéssica Paes da Cunha de Riba
Psicóloga; especialista em Psico-Oncologia pela Sociedade Brasileira de Psico-Oncologia; especialista em Psicologia Clínica pelo Instituto de Psicologia Fenomenológico-Existencial do Rio de Janeiro; psicóloga do Serviço de Hematologia e Oncologia Clínica do Hospital de Jacarepaguá (Ministério da Saúde/RJ); membro do Comitê de Ética em Pesquisa do mesmo hospital; psicóloga clínica.

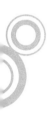

Joane Jardim Dias
Psicóloga; especialista em Psico-Oncologia pela Sociedade Brasileira de Psico-Oncologia; psicóloga do Centro de Psico-Oncologia do Serviço de Hematologia e Oncologia Clínica do Hospital de Jacarepaguá (Ministério da Saúde/RJ); psicóloga clínica.

José Henrique de Mattos Scheliga
Médico especialista em Medicina Interna; especialista em Oncologia Clínica e aperfeiçoamento em Cuidados Paliativos.

Junko Sakamoto Pais
Médica especialista em Medicina Interna, Oncologia Clínica e Hematologia.

Lia Machado Pimentel
Fisioterapeuta com especialização em Fisioterapia em Oncologia pelo Instituto Nacional do Câncer (Inca); graduação pela Universidade Federal do Rio de Janeiro (UFRJ); formação em Linfoterapia, Facilitação Neuromuscular Proprioceptiva (PNF) e Reeducação Postural Global (RPG-Original); fisioterapeuta do Hospital de Jacarepaguá (Ministério da Saúde/RJ) e do Instituto Nacional de Traumato-Ortopedia.

Marco Antonio da Rocha
Farmacêutico Industrial; pós-graduado em Farmácia Hospitalar, habilitado em Análise Química (Bioquímica) e Homeopatia; responsável técnico pelo Serviço de Farmácia do Hospital de Jacarepaguá (Ministério da Saúde/RJ); consultor e responsável técnico pela Logística de Transporte de Medicamentos da Empresa Brasileira de Correios e Telégrafos.

Maria de Fátima Lins Reis
Enfermeira; especialista em Enfermagem Oncológica pelo Instituto Nacional do Câncer (Inca); pós-graduação lato sensu em Administração Hospitalar pelo Instituto de Medicina Social da Universidade Estadual do Rio de Janeiro (Uerj); enfermeira do Serviço de Hematologia e Oncologia Clínica do Hospital de Jacarepaguá (Ministério da Saúde/RJ). Enfermeira do serviço de Oncologia do Hospital Pedro Ernesto/Uerj.

Miguel Guizzardi
Médico especialista em Radioterapia; ex-chefe do Serviço de Radioterapia do Instituto Nacional do Câncer (Inca); Diretor Clínico do Instituto Brasileiro de Oncologia.

Norma Sueli Fernandes
Enfermeira graduada pela Universidade Federal do Rio de Janeiro (UFRJ); especialista em Oncologia pelo Instituto Nacional do Câncer (Inca) e em Administração Hospitalar pela Universidade Estadual do Rio de Janeiro (Uerj); enfermeira do Serviço de Oncologia Clínica do Hospital de Jacarepaguá (Ministério da Saúde/RJ) e do Hospital Central do Exército/RJ.

Nubia Verçosa
Professora associada do Departamento de Cirurgia da Faculdade de Medicina da Universidade Federal do Rio de Janeiro (UFRJ); mestre e doutora em Medicina pela Universidade Federal do Rio de Janeiro (UFRJ); coordenadora da graduação da disciplina de Anestesiologia e coordenadora do setor de Anestesiologia da pós-graduação em Cirurgia Geral da UFRJ.

Patricia Marques S. Carneiro
Farmacêutica Industrial pela Universidade Federal Fluminense (UFF); especialista em Farmácia Hospitalar nos Moldes da Residência pela Universidade Federal Flu-

minense (UFF); técnica em Biotecnologia pela Escola Técnica Federal de Química do Rio de Janeiro (ETFQ-RJ).

Regina Maria Guimarães
Médica anestesiologista especialista em Tratamento de Dor da Clínica de Dor e Cuidados Paliativos; médica da Clínica de Dor e Cuidados Paliativos do Instituto de Hematologia do Rio de Janeiro; membro da International Association for the Study of Pain (Iasp) desde 1987 e da International Association for Hospice and Palliative Care (IAHPC).

Renata Martins
Enfermeira graduada pela Universidade Estácio de Sá; especializada em Enfermagem em Cuidados Intensivos ao Cliente Adulto/Idoso pela Universidade Federal Fluminense (UFF) e em Enfermagem em Oncologia pelo Instituto Nacional do Câncer (Inca).

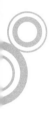

Rita Espariz
Médica especialista em Medicina Interna e em Hematologia.

A Editora Senac Rio de Janeiro publica livros nas áreas de Administração e
Negócios, Beleza e Estética, Ciências Humanas, Comunicação e Artes,
Desenvolvimento Social, Design, Educação, Turismo e Hotelaria,
Gastronomia e Enologia, Informática,
Meio Ambiente, Moda e Saúde.

Visite o site **www.rj.senac.br/editora**,
escolha os títulos de sua preferência e boa leitura.

Fique atento a nossos próximos lançamentos!
À venda nas melhores livrarias do país.

Editora Senac Rio de Janeiro
Tel.: (21) 2545-4819 (Comercial)
comercial.editora@rj.senac.br

Disque-Senac: (21) 4002-2002

Este livro foi composto nas tipografias Minion e Classical,
por Cacau Mendes, e impresso pela Finaliza Editora e Indústria Gráfica Ltda.,
em papel *offset* 90g/m², para a Editora Senac Rio de Janeiro, em novembro de 2014.